カンファレンスで学ぶ
多職種で支える
一人暮らしの在宅ケア

社会医療法人財団大和会　在宅サポートセンター長
森　清 編

南山堂

執筆者一覧 (執筆順)

森　　　清	社会医療法人財団大和会在宅サポートセンター長,東大和ホームケアクリニック院長／医師
長坂　省三	社会医療法人財団大和会東大和ホームケアクリニック／医師
小野原智美	社会医療法人財団大和会東大和訪問看護ステーション副所長／看護師
篠原かおる	株式会社ピュア・ハート 訪問看護ステーション・青い空所長／訪問看護認定看護師
龍原　美賀	社会医療法人財団大和会東大和訪問看護ステーション武蔵村山サテライト所長／看護師
中山美由紀	社会医療法人財団大和会東大和市在宅医療・介護連携支援センターなんがい／訪問看護認定看護師
松岡　美華	元 社会医療法人財団大和会東大和ホームケアクリニック副師長／看護師
堀口　希美	社会医療法人財団大和会東大和ホームケアクリニック／理学療法士
新井　敏文	社会医療法人財団大和会東大和市高齢者ほっと支援センターなんがい副所長／社会福祉士
馬見塚統子	社会医療法人財団大和会東大和市高齢者ほっと支援センターなんがい所長／社会福祉士
浦上　優子	株式会社ピュア・ハート ケアマネジメントセンター・赤い糸管理者／主任介護支援専門員
富田　明彦	社会医療法人財団大和会東大和市高齢者ほっと支援センターなんがい／主任介護支援専門員
水谷　邦子	社会医療法人財団大和会東大和病院ケアサポート所長／主任介護支援専門員
田村美和子	たむら社会福祉士事務所／社会福祉士
伊藤　まり	社会医療法人財団大和会武蔵村山病院医療福祉相談室／社会福祉士
塚原あづさ	社会医療法人財団大和会東大和市高齢者見守りぼっくすなんがい／主任介護支援専門員
山田　浩之	聖マリア病院形成外科／医師
橋本　裕子	社会医療法人財団大和会武蔵村山病院ケアサポート／主任介護支援専門員
小笠原こずえ	社会福祉法人向会ヘルパーステーション向台／介護福祉士
齋藤　典子	社会福祉法人東大和市社会福祉協議会東大和社協ホームヘルパーステーション／介護福祉士

佐藤　伸人	株式会社イノベイションオブメディカルサービス総合サービス課／福祉用具専門相談員
元橋　靖友	社会医療法人財団大和会武蔵村山病院歯科科長／歯科医師
エアーズ緑	社会医療法人財団大和会東大和市高齢者ほっと支援センターなんがい／保健師
小林　梢恵	社会医療法人財団大和会武蔵村山市北部地域包括支援センター／社会福祉士
島村　和子	元 社会医療法人財団大和会東大和ヘルパーステーション所長／介護福祉士
守屋　祐毅	社会医療法人財団大和会村山大和レンタルケアステーション／福祉用具専門相談員
庄籠　綾子	株式会社大和調剤センター　中央薬局／薬剤師
松島夕美子	株式会社大和調剤センター　中央南薬局／薬剤師
宇野　直樹	社会福祉法人多摩大和園東大和市高齢者ほっと支援センターきよはら／社会福祉士
宮澤ますみ	社会福祉法人多摩大和園ケアマネジメントセンターやまと苑／介護支援専門員
香坂　裕子	社会福祉法人多摩大和園ホームヘルパーステーションやまと苑／介護福祉士
桑田　基子	社会医療法人財団大和会東大和ホームケアクリニック／医師
旭　典之	富士宮市立病院薬剤部／薬剤師
奥野　朋子	社会福祉法人浴光会国分寺病院医療相談室室長／社会福祉士
田村　隆	たむら社会福祉士事務所／社会福祉士
小山　貴広	株式会社あさひセレモニー式典部部長
萬福　薫	株式会社あさひセレモニー営業部渉外担当係長
喜多村明子	社会医療法人財団大和会介護老人保健施設東大和ケアセンター看護師長／看護師
北條　博之	社会医療法人財団大和会介護老人保健施設東大和ケアセンター介護主任／介護福祉士
鈴川　智徳	清野運送有限会社常務取締役／物流経営士

― 序 ―

「目がみえない人の一人暮らしなんて危険です」「老人が1人で暮らせるはずがありません」「寝たきりの高齢者が1人で生活できる可能性はない」「がん末期で親戚が1人もいない人を退院させられません」「無縁の方の自宅での生活を支えるのは怖いのでやりたくない」

このような医療介護福祉専門職の声や発言は，不安な気持ちを正直に表したものであり，傾聴し，励まし，アドバイスを与えるべきであるが，そのまま，多くのスタッフの共感を勝ちとり，そのチームや院内の「常識」となって定着してしまう．私たちはこのような「不安」に支配されてしまっている．

そのように感じることは，もっともなことであり，その不安の中に将来の社会の発展が隠されている．このような不安を覚える皆さまも，本書を通して，今の時代に何が必要なのかをともに考えていただけると幸いである．

最近では，病院での抑制（身体拘束行為）や，自宅でのネグレクトを虐待として取り扱うようになった．家に帰りたい人を家に帰さないことも虐待である可能性がある．親子でも，あるいは夫婦でも，ときに利害関係は対立する．それにもかかわらず，病院のスタッフもケアマネジャーも「キーパーソン」なる家族の意向をもって，本人の意思として方針を定めることがある．「本人の気持ちを確認しましたか？」と尋ねるだけでも，けげんな顔をされることもある．「キーパーソン」という用語はあいまいであり，幻想のようなものである．本人の気持ちは本人以外に語ることはできない．本人は「家に帰りたい」と言っているのに，誰もかれも，聞き逃している．いや，聞き流していることがある．

それだけ，家族（キーパーソン）の介護負担は重いのである．私たちは，家族やキーパーソンも同志として，あるいは仲間として，チームの一員として関わっていただく．「そんなことはできない」のであれば，そんなことをやるべきではない．そのような介護負担を強いてはならない．その上で，どうすれば本人の望む快適な在宅生活を維持できるのかを，チームのみんなで考えなくてはならない．よい案を誰も思いつかず，サービス担当者会議でも困難と介護疲労ばかりが確認される場合には，とりあえず，ショートステイや地域包括ケア病棟への入院などを検討することもある．2週間後や2ヵ月後に自宅で，みんなで再会するまでに，それぞれの課題をクリアできるか？ それぞれの宿題を確認して，本人には短期入院を納得いただくこともある．

サービス担当者会議におけるケアマネジャー（介護支援専門員）の役割は重要であり，会議の司会（議長）であるとともに，サービスの内容を決めなくてはならない．ケアマネジャーは，この会議だけではなく，入院直後の病院側の方針へのアドバイス（家に帰ることができる方であると情報提供することなど）や，退院調整のときの具体的な関わり（入院中に行われるべき調整を明確にすることなど）も求められている．訪問看護師は，サービス担当者会

議において，安心の要である．会議に参加した訪問看護師が「私は新人で，よくわかりません．でも一生懸命頑張ります」などの自己紹介をされることがあるが，謙虚な自己紹介ではあっても，家族や本人は，この発言によって安心を得ることはできない．会議の中で，さまざまな問題が明確化されていくときにあっても，「大丈夫ですよ」と言い，微笑み続ける看護師の気概がある場合には，会議はスムーズに進行し，本人も家族も深く納得できるものである．もちろん，「大丈夫」の前には，たいていは「（ほとんどの苦痛はとれるので）大丈夫ですよ」「（本当に困ったら入院先はあるのですから）大丈夫ですよ」などのいくつものただし書きがつくのであるが．

　本人の「家に帰りたい」という思いは，多くの場合複雑である．ある男性が家に帰りたいと言い続けるので，家族が仕方なしに納得し，帰宅された．その男性に，「今までで一番の幸せは何でしたか？」と尋ねると，「ここに妻がいたことです」と涙ぐまれた．このような男性と何人も出会っている．家族は，「どうして家に帰りたいのか，理解し難い」と言っていたが，この姿を見て納得されていた．ひょっとしたら，本人は今は亡き妻に会いたくて，病院や施設で「家に帰りたい」と言い続けていたのかもしれない．実際に帰宅したところ，そこに愛する妻の姿がなく，呆然としてしまったときの，からっぽの心象風景を抱えた男性にかけるべき言葉を，社会も私たちも，まだ十分には蓄積していない．ここにいることが答えなのか，新しい話し相手や出会いを求めて，施設に入るべきなのか，デイケア／デイサービスに答えがあるのか？　それぞれの症例で，ケアマネジャーを中心に議論がなされており，地域では，第2層協議体の関わりが求められている．そして，その先の「共生社会の実現」に期待したい．

　地域のケアマネジャーや病院の退院調整看護師や医療相談員の方々が，安易に「一人暮らしの方の在宅生活は無理です」と決めつける前に思い出してほしいことを，本書を通して伝えることができるのならば幸いである．また，自宅にいる方々を支えている医療介護福祉の関係者たちには，私たちの教訓を共有していただき，今後は同志として，まちづくり，くにづくりに，ともに努力してまいりましょう．

2019年3月

　　　　　　　　　　　　　　　　　　　　　　　　　　　　　　森　　清

目次

1章 一人暮らしの人を支える在宅医療とケア　森　清　1

2章 事例から考える 一人暮らしの人を支えるポイント　17

1 多職種と地域が連携して行った本人の思いをかなえた看取り　18
　　KEYWORD：心不全の終末期　がんと心不全の合併

2 全盲，認知症でこだわりの強い利用者に寄り添った在宅支援　28
　　KEYWORD：病院受診拒否　服薬／検査拒否　転倒・転落

3 寝たきり独居での在宅生活をどう支えていくか？　36
　　KEYWORD：右半身麻痺　認知症　全介助　自費でのサービス利用

4 妻の入院中と死後の一人暮らしを支える在宅ケア　47
　　KEYWORD：妻に先立たれた男性　一時的な一人暮らし中の支援　グリーフケア

5 1人で逝く無縁の利用者を医療と介護の連携で支援する　57
　　KEYWORD：セルフネグレクト　暴言・暴力　生活保護

6 医療処置を必要とする無縁の人の在宅死を支える　69
　　KEYWORD：腎瘻・ストーマの管理　抗がん剤の継続　清潔保持困難　語らない人　生活保護

7 社会福祉士がつないだ無縁の人の終末期の支援　79
　　KEYWORD：診断後すぐの看取り　成年後見制度　葬儀　語らない人

8 介入を拒否していた身寄りのない高齢者への支援　90
　　KEYWORD：ゴミ屋敷　セルフネグレクト　介護老人保健施設での看取り

3章 〈座談会〉一人暮らしの人の在宅療養を支えるためには何が必要か　101

龍原美賀，塚原あづさ，富田明彦，馬見塚統子，森　清，堀口希美，
中山美由紀，小野原智美，篠原かおる，浦上優子

付録 113

1 火災・事故予防チェックリスト 114
　社会医療法人財団大和会在宅サポートセンター

2 悪質商法や詐欺，家庭内のトラブル対策チェックリスト 118
　社会医療法人財団大和会在宅サポートセンター

Column

一人暮らしの高齢者が増えている　森　清 9
傾聴ボランティア　中山美由紀 20
病いの軌道　森　清 22
心不全の終末期と在宅医療の課題　森　清 23
アドバンス・ケア・プランニング　森　清 25
心不全とACP　森　清 26
幻覚・妄想のある患者への接し方　長坂省三 30
在宅で摂食嚥下リハビリテーションを導入するには？　元橋靖友 39
「死んでもいいから家に帰りたい」と言った方へのケアの方向性は？　篠原かおる 39
成年後見制度　田村美和子 43
ICT　中山美由紀 50
検死となる事態を予防する意味とは　篠原かおる 51
グリーフケア　森　清 54
デスカンファレンス　森　清 55
本人の意思を複数の機関，人間で担保できる体制づくり　森　清 61
セルフネグレクトと精神医療　長坂省三 64
生活保護制度の自立の概念　ケースワーカー 66
一人暮らしの人の見守り　塚原あづさ 66
ナラティブ　中山美由紀, 森　清 72
ヘルパーと看取り　龍原美賀 75
法定後見と任意後見　田村　隆 82
無縁の人の死亡届　馬見塚統子, 萬福　薫 83
遺骨の送付　小山貴広 87
相続財産管理人　市役所職員 96

1章

一人暮らしの人を支える在宅医療とケア

家に帰りたい

　状態が変化した高齢者は，再び家に帰れると信じて，スタッフや周囲のアドバイスを受けている．「しばらくの間だけ入院して」「ほんの少しだけ施設にいて」と説明されて，自宅から去ることも少なくない．本人の思いに耳を傾けることや寄り添うことは，「非常識」なのだろうか？　本書は，「家に帰りたい」「自宅に居続けたい」と思う一人暮らしの人の心に寄り添い，その思いを守ろうと努力されたスタッフと生活者たちの誠意を記録した．

　もちろん，後述するように「トイレまで行けなくなったら入院／入所する」と決めて，そのように自宅を後にされた方，満足いく入院／入所をされた方も多い．それでも，本書から得られる教訓は，在宅医療のみならず，施設ケア／病棟ケアでも有益であると思われる．

実現不可能である理由を3つ述べたら，不可能は不可能のままとなる

　そんなことは，できるはずがない．そのように思えることは，私たちの周囲にあふれている．次の会議までにアセスメントをたてるように利用者や上司に命じられ，なんとかレジメを書き上げた経験は，どなたにもあることだろう．少し頭のいい人であれば，目の前の課題が実現できない理由を3つ以上あげることができる．その3つを宣言してしまえば，どんなに貴重で大切な実現すべき課題であっても，無理して，頑張って実現させる責任から解放されるかもしれない．以前は，白血病が治るはずがない，がんの痛みは取り去ることができないと信じられていた時代もあった．不可能が可能になったのだが，当初から，本人の希望は生きることであり，平穏であることであり，変化したわけではない．その時代の不可能を，できることに変えることが科学・社会の進歩である．本当に大切なことであるならば，不可能である理由をあれこれと考える以上に，実現するための方法を一生懸命に考えたい．

　しかし，不安や困難を在宅医療，介護関係者が感じるだけあって，一人暮らしの高齢者の在宅ケアにはリスクが伴う．そのリスクを本人や親戚（家族）さらには行政にも共有していただくことは必須となることが多い．何が危険であるかなどのリスクの整理と管理，さらには解決方法やリスクの解析（なぜ危険になっているのか）もまた在宅ケアスタッフに求められることがある．それぞれに事情があり，物語がある．一人暮らしを目指していた方，一人暮らしになってしまった方，自室にひきこもっているうちに両親が入院／入所してしまった方もいれば，自分を介護してくれていた夫が入院／入所してしまい一人暮らしが始まった方もおられる．それぞれに生きる意味や目的をもっていることもあれば，それを感じることに困難を覚えることも多い．それぞれの生活に意味や充実感を与えるような「活動と参加」は求められてはいても，生活のプランを作成することは難儀である．個別の問題は，1つひとつがユニークであるがため，それぞれにあたる必要がある．

　本書の内容は，今，あなたが抱えている症例や問題と同一ではないが，おそらく，本文のどれかの症例と類似していることと思う．何らかの解決の糸口がみつかることを願っている．

ACPはDNRを勝ちとることではない
── 本人の意思はなぜ, 消されるのか

　要介護者が一人暮らしするなんて, できるはずがないと諦めている病院や事業所がほとんどかもしれない.「自宅に帰ることはできません」と言って, 施設への入所を勧めることによって, 担当者も施設も計画をたてやすくなり, 家族から不満があがることもまれであるからだ. ケア会議やカンファレンスの中で, さまざまな議論がなされても, 本人の本当の希望は自宅に帰ることであり議論以前の思いである. 昨今は, アドバンス・ケア・プランニング (ACP) の大切さが強調され, 病院／施設関係者も大切にしていると語られる.「ACPの話をしても, ご家族は, CPR*1 を希望してしまうのです」と嘆かれる関係者もおられる. そのためか, 多くの病院／施設関係者は, ACPとはno CPR (DNR*2) を確認すること (勝ちとること) であると思っていることも少なくない. そもそも, その人の人生の最終段階を含めたさまざまな状況での意思を確認すること, その意思決定を支援することの大切さは, 今日も強調されるべきことである. 家族や周囲の意思決定も大切なことであり, 否定すべきものではないが, 一番に確認されるべきは, 本人 (利用者・患者) の意思である. しかし, しばしば, 家族や周囲の負担の重さや担当者の負担感もあり, 二の次にされている. 本人に認知症がある場合には, なおさらである.

　ほとんどの労働者は, おそらく本書を読まれているほとんどすべての方は, 今日, 自宅に帰る. 帰る場所があることは, 幸せなことである. 出張や旅行に行くとしても, そのゴールは自宅である. 入院も本来, 自宅がゴールであるべきだし, 少なくとも本人は, そう思っている. この旅を「片道切符」にさせないための努力の仕方やコツを本書から学んでいただければ幸いである.

家　　族

　在宅医療は家族への配慮が大切である. 主介護者やキーパーソン, そのほかに, 同居家族や親戚, 離れて暮らす子どもたちや孫たちとの心の絆を確認しつつ, 医療介護福祉を提供する. ほとんどの在宅医療は, 同居家族の介護力を確認することから, ケアや配慮を始める. そのような在宅医療がほとんどだからかもしれないが,「一人暮らしの在宅医療は, どうしたらよいのかわからない」と述べられる方は多い.

　近くに, 遠くに家族がいる方もおられれば, あてになる家族がおられない方も少なくない. そのような方が, 自宅にいたいと言ったとき,「無理です」と決めつける前に, 少し考えてみてもらえると幸いである. 病院に入院している方が,「本当は自宅に帰りたい」と, あなたに打ち明けたのならば, 少し, 一緒に悩んであげてくだされば, 幸いである. 家族がいても, 家族がいなくても, その人は, その人の人生を歩む権利があるのだから, その人の意思を確認してほしい.

＊1　CPR　心肺蘇生法 cardiopulmonary resuscitation
＊2　DNR　心肺蘇生法を行わないこと do not resuscitate

世間体があるので入院／入所させてください

　20年前，認知症がある一人暮らしの男性が，最期まで家にいたいと言っていた．妻との思い出の残る，この家にいることが，自分の生きてきた証しであると言っていた．彼は，最期の，そして自分の人生の唯一のわがままを実現したいと言っていた．彼は，仕事においては社会的責任を果たし，妻や子どもたち家族を愛してきたのだから，悠々自適に，その希望をかなえる権利があるように私には思えた．私は，応援しますと答えた．多発性脳梗塞があったが，ゆっくりなら室内を歩くこともできた．

　ある日，トイレに間に合わず，おむつに便をした．数ヵ月後，廊下にそれが落ちていた．ヘルパーは，丁寧に優しく対応し，そのことを家族に報告した．息子の妻が様子を見に来ると，室内には悪臭（便臭）が多少だがあったため，「入院させてください」と主治医に申し出た．主治医は，本人の意思を確認し，入院希望がなかったので（また，便臭を主訴に入院先を見つけることも困難であったので），「認知症もほとんどない方ですから，ヘルパーさんと相談して対応しましょう」と答えた．しかし，息子夫妻は，「悪臭があり世間体もありますから」と入院させることを希望された．当時は介護保険も始まっておらず，今なら頼りの綱であるべきケアマネジャーがいなかったため，親子で話し合っていただくことになった．それでも，本人は「自宅にいたい」と言った．それを周囲は「わがままである」ととらえていた．多くの場合，この時点で，自宅にいることを諦める方がほとんどである．彼は，妻の写真を見つめつつ，自宅にいると宣言した．

　その後，本人が転倒され，訪問看護が駆けつけ，家族に連絡を入れ，入院の希望があったとの連絡が主治医にあった．主治医は「診に行く」と言ったが，看護師と家族からは「今から病院に行くので，手配だけをしてください」とのことだった．家族からは往診の希望はなかったため，往診はできなかった（本人からは往診の希望があったようだが詳細は聞けなかった）．脚は打撲だけで，すぐに歩けるようになったのだが，自宅に帰ることはできなかった．誰かが悪い人だったというわけではない．何かが，私に足りなかったのだ．

なぜ，家に帰りたいのか

　病院に入院している限り，私たちは「患者」である．病院で一番偉いのは，院長である．どんなに患者本位の医療を実現しているとはいっても，病院での生活のルールを決めているのは患者ではない．自宅には確かに「自由」がある．朝，何時に起きても，何時に寝ても，同居家族を除けば，文句を言われる筋合いはない．朝の服薬を21時に飲み，夕の服薬を9時に飲み入眠するような昼夜逆転させた生活をしても，その責任を自分で負うのであれば，社会的には許容される．自宅には，家族がいたり，家族との思い出があったりする．だから，家に帰りたいのだろうか？　「それもあるけど，ちょっと違う」と思われる方が多い．何らかの明確な，論理的な答えが返ってくることはまれであり，「理由はうまく言えないが，ともかく，家に帰りたい．その気持ちは強い」と言う方がほとんどのようである．あまりに何度も，「どうして家に帰りたいのですか」と詰問されると，やがて，叱られている

ことに気づき，もう帰りたいとは言わなくなる方もおられる．

　施設に入所していたが，「どうしても家に帰りたい」と言い，周囲はそれを聞き届けてくれないので，食事をすることをやめてしまった方がおられた．ついに「ハンスト」にでたのである．遠方にいる家族も諦め，リスクも承知の上で帰宅となり，一人暮らしとなった．彼は，元日本軍の軍人で，シベリア抑留経験のある方であった．帰国できたのは奇跡だと語られ，最後の帰国船に乗って帰ってきたとのことだった．その帰国は突然だった．番兵に「帰りたいか」と聞かれ，「帰りたい」と答えた者だけが，帰国できたのだ．何年もシベリアに留め置かれ，尊厳を否定された環境におかれていると，普通はそこで「帰りたい」とは言えなくなるものである．あのときの経験が生きたとのことだった．

　本人の意思は重んじられるようになってきたと思う．それでも，病院では「キーパーソン」の意見ですべてが決まることもある．将来はキーパーソンという用語が死語になることを願うが，今日でも本人と周囲の同意があることが好ましいことは変わらない．

本人の意思は何か

　ただし，すべての帰宅（自宅退院）希望者を，在宅医療で満足させることができたわけではない．介護保険が始まって，一番助かったことは，ケアマネジャーの出現である．高齢者やその家族を親身になって心配してくれる相談相手ができた．ただし介護保険は利用者（本人・家族）の希望に沿って計画がされるため，本人の気持ちを聞きとることが不十分な場合には，困難が生じることもある．

　高齢の女性は，夫との思い出のある自宅に最期までいたいと言っていた．しかし，血圧が高く，心臓も悪く，高齢であり，急変の可能性があることを本人も家族も承知されていた．ただ，家族は，自宅で，急に亡くなることを受け入れることができず，なんとか施設に入ってもらいたいと本人を何度も説得していた．多くの場合，家族が「私が心配なの，私のために施設に入って」と言い続けた場合，老いては子に従えのことわざどおりになる．この女性は，それでも家にいたいと主張し，自分の考えを理解できない子どもたちをそのたびに罵倒した．ある往診の日，診察中にドアが開き，「お迎えに来ました」と施設の人と家族が入って来た．家族は，「もう，話をつけたから」と女性を説得し始めたのである．家族がケアマネジャーとすでに相談されていたのであった．女性は「先生，どうしよう」と言うので，「家にいたいのでしたら，そうおっしゃってください．私は，それを応援します」と答えた．しかし，彼女は，しばらく考えた後に，「行きます」と答え，泣きながら，私に「祈ってほしい」と言った．2人で天を仰ぎ見ていたからである．「今は，あなたの信じるイエスさま以外には見つめないようにしましょう」と言って，ご自宅からお別れをした．まだ，何かが足りなかったのである．どうして殉教者がでたのだろうか．

　あなたは若かった時には，自分で帯を締めて，自分の歩きたい所を歩きました．しかし年をとると，あなたは自分の手を伸ばし，ほかの人があなたに帯をさせて，あなたの行きたくない所に連れて行きます．これは，ペテロがどのような死に方をして，神の栄光を現わ

すかを示して，言われたことであった．こうお話しになってから，ペテロに言われた，「わたしに従いなさい」ヨハネの福音書　21章18節，19節[1]

仕組みを変える

　このような殉教者をださないためには，何をすればよいのだろうか．

　みんなよい人なのに，悲劇がすべての人に訪れることがある．かつて，バブルが崩壊したときには，愛した会社から辞めるように言われて食欲をなくした中年男性が私の外来に来た．同様に心を病む人が増えて多くの相談を受けていた精神科医が胃潰瘍になって，私の外来に来た．また，リストラで社員の半分を首にしないと残りの半分の従業員に給与を払えないと追いつめられた会社経営者は不眠になり，私の外来に来た．すべてよい人で，ここには悪人は1人もいないのに，みんなが不幸になる．物のとらえ方や，社会のシステムや人のつながり方を変えないといけないのかもしれない．

　自分1人で頑張れば，よい主治医に巡り会えれば，その人が幸せになれるわけではない．その方に関わる多くの方々の力によって，解決できることがある．独居生活者の困難は複雑であることもあり，そのような1人ひとりのスタッフの努力だけでは不十分であったことが多かった．本人の意思を，家族と主治医だけでなく，本人に関わる多くの医療介護福祉スタッフが確認し，本人の意思を大切にしようと同じ方向を向くことが，まず初めに求められる．その際，患者本人もまた社会的存在であり，家族や友人，ご近所の方々の思いや気持ちの中で，揺れ動きながら暮らしていることも，絶えず確認し続けるべきである．

入院／入所する理由と意思決定

　自宅での生活を続けたい理由の中に，自由に生活できるからだと答える方も多く，そのような方々には「トイレまで自分の力で移動できなくなったら，入院／入所したい」と決めておられる方も多い．実際，トイレまでの移動に苦労が多くなった時点で，入院／入所を決めた方もおられた．長期間，訪問看護やケアマネジャーが関わった症例では，そうなっても「もう少しだけ，家にいたい」と述べられ，周囲のスタッフの配慮（訪問介護などのサービスの充実）により，もう少し長く自宅におられた方や，最期まで家で過ごした方もおられる．しかし，ほとんどの方は，どうなったら自宅での生活を諦めなくてはならないのかを決めきることができない．本人の尊厳が関わっている決断なのに，誰かに決めてもらいたいと思うこともある．とりあえずは，取り返しのつかない決断（例えば，数千万円払って高級老人ホームに入るなど）は避けて，ショートステイなどを試してみることや，必要なときには，急性期病院から回復期病棟や地域包括ケア病棟／介護老人保健施設に移り，自宅に帰るルートを確立させておく人もいる．

　当院（東大和ホームケアクリニック）で経験した独居生活者の在宅医療は150人を超えるが，経過中，入院／入所される方ももちろん多い．その理由は多岐にわたっている（図1-1）．それぞれの個人的な事情や個人的な価値観が影響を与えている．それを1つひとつ

聞きとって、在宅医療のスタッフは対応されている。一人暮らしをされていても、そのほとんどの方は、近くに、あるいは遠くに親戚がおられ、心配されている。身近にいる親戚や親であっても心配であり、遠くにいるからかえって心配になる方もおられる。誰かがそばでケアしてくれる施設のほうが安心である。本人は「家にいたい」と言っても、それだけで自宅に住み続けられるわけではない。家族や周囲の同意を得ることは必要である。最近は、本人の意思を大切にしたいと言うご親戚が多くなってきたが、それでも心配は尽きないので、強く施設入所を勧めてしまう。延命など最期のときにどうしたいかは決めている方が多いが、できるだけ家にいたい、その都度自分で決めたいと言う方もいる。この場合、意識レベルの低下や臨死の状態のときに、在宅ケアスタッフが困ってしまうこともある。家族や親戚がおられれば、その方に決めていただくこともできるが、結論がでない場合には入院となることもある。また、初めから、その場合には入院／入所と決めておられ、「自分で自分のことがわからなくなったら、入院させておいてね」と言う方もおられる。これはこれで、その方の終末期における希望であり、受け入れることができる。この場合には、「突然死の場合には、無理してどこかに（病院に）運ばないでね」と申し添える方も多い。ADLが低下して、自分で食事をとれなくなったときや、1人で用を足せなくなったときには入院／入所すると決めておられた方も少なくない。1人で頑張ると宣言された方も、徐々にADLが落ちたり、食欲がなくなってきたときに寂しくなって、そばに誰かいてほしいと思うこともある。図1-1では、呼吸苦による入院／入所が多く認められるが、呼吸苦が生じると「寂しさ」を同時に感じる方も多く、本人がその時点で入院を希望されたこともある。しかし、中には医療者が説得して入院していただいた方も少なくない。本人は「家にいたい」と言っても、喘鳴が強く、ぜいぜいとうなっておられる患者を、1人残して退室することはできない。酸素飽和度も十分に上がらないままに「では、また来ますね」と言って、退室する勇気をもつことは難しい。

認知症の人の一人暮らしと意思決定

　かつては認知症が少しでもあると、その人の意思は大切にされなかった。もちろん、一人暮らしは、基本的には許されなかった。最近は、多少の認知症があっても、それを周囲や

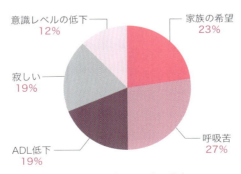

図1-1　入院・入所の理由

家族が受け入れてくれることも多くなってきた．ただし，周囲の方によっては，その気持ちに温度差がある．「どうして一人暮らしなんてさせているの」と好意で意見する方もおられる．その責任を負うのが，本人とともに，家族であったり，行政であったりする．結論はサービス担当者会議や地域ケア会議などの話し合いに任せるとしても，大切なことは，医療介護福祉関係者は，認知症があっても，本人に気持ちがあることと，多くの場合は家に住んでいたいなどの明確な意思があることを共通認識すべきであると思われる．

認知症の方との接し方を，学生時代にほとんど学ばなかった世代も多い．最近では，一部の小学校で卒業までに認知症サポーターを取得し，その地区の中学生以上は，ほとんどの方が認知症サポーターになっている地域もある．ACPやEOL（エンド・オブ・ライフ）も学校の授業で取り上げることにより，生徒の両親たちも影響を受ける．これらの努力が，地域包括ケアシステムの構築に貢献できている地区もある．

認知症になっても，その方には意思があり，もちろん尊厳もある[2]．以前は，高齢者が認知症になると，その意思は重んじられず，ときには無視されることもあった．そのような場合でも，周囲の家族に愛がないわけではなく，関わる医療介護福祉スタッフを悩ませることになる．今後は，認知症の人への意思決定支援も進むと思われるが，多くの現場ではまだまだ手探りの状態である．

ネグレクトの疑いのある家族には……

高齢者虐待もしばしば話題になり，最近はネグレクトもまた虐待として認識されるようになってきた．高齢の両親あるいは父または母と同居している息子が仕事に忙しく，親の認知症の進行に気づかず，ADL低下にも配慮できないことはしばしばある．息子に虐待する意思などみじんもなく，親には元気で幸せに過ごしてほしいと心から思われていることが多い．地域包括支援センターの相談員の配慮で，息子に数軒隣のアパートに転居してもらい，「独居高齢者（または認認夫婦）」として行政と地域包括支援センターからの配慮により，比較的快適な生活が維持できたこともある．行政や地域包括支援センターからの配慮は，しばしば必要になり，スムーズな医療・介護との連携で，当事者だけではなく，その家族や周囲の生活を維持できるようになることがある．

一人暮らしを支える仕組み

生活者の3〜4割が一人暮らしをされているが，この割合は増えつつあるといわれている（Column）．私の関わる居宅介護支援事業所の利用者の3割が一人暮らしであった．同様に訪問看護ステーションの利用者の2割が一人暮らしであった．訪問診療のクリニックの患者は，10年前は8％台であったが，最近は約2割となっている．多くの方々の配慮によって，一人暮らしの方々も，長い期間，自宅で過ごすことができるようになってきたと思われる．この間の私たちの努力は，多岐にわたる．当事者である独居生活者の自立支援・介護予防・環境整備も行われたが，その意思を明確にすることにより，家族や関係者（行

政の職員や友人）の理解を得られるようになってきた．無縁高齢者の場合，その意思を尊重してくれるはずの行政（区市町村役所の担当者）がその意思を知らなければ，実現することは難しくなる．葬儀は誰がしてくれるのか，死亡届は誰が提出してくれるのかなどの基本的なことを含めて，2章を参考に地元の行政担当者と事前に打ち合わせをしておくことをお勧めする．表1-1にあるような仕組みが，おそらくどの地域にもあることと思う

一人暮らしの高齢者が増えている

　一人暮らしの人が増加し，在宅医療・ケア従事者がそのような事例を担当することが増えている．一人暮らしというと，若者の単身者を思い浮かべがちであるが，時代が変わり，中年層や高齢者が一人暮らしとなることが増えてきた．

　国立社会保障・人口問題研究所の「日本の世帯数の将来推計（全国推計）」[1]では，一人暮らしの世帯は，2015年では34.5％であったが，2040年には39.3％となることが推測されている．高齢世帯のうち一人暮らし（単独）世帯数は，2010年から2035年にかけて全国では1.43倍増加し，東京都では64万7000世帯から104万3300世帯となり，100万世帯を越える[2]．75歳以上の一人暮らし（単独）世帯数は2010年から2035年にかけて73.1％増加し，人口比では19％から20.8％に増加する．2035年には，東京都では75歳以上の人々のうち単独世帯は28.5％となるといわれている[2]．

参考文献
1) 国立社会保障・人口問題研究所：日本の世帯数の将来推計（全国推計）（2018（平成30）年推計）．2018．
http://www.ipss.go.jp/pp-ajsetai/j/HPRJ2018/t-page.asp（2018年12月6日閲覧）
2) 国立社会保障・人口問題研究所：日本の世帯数の将来推計（都道府県別推計）2014（平成26）年4月推計．2014．
http://www.ipss.go.jp/pp-pjsetai/j/hpjp2014/t-page.asp（2018年12月6日閲覧）

表1-1　東京都東大和市における一人暮らしの高齢者への配慮

- **高齢者見守りぼっくす（高齢者見守り相談窓口設置事業，旧 シルバー交番設置事業）**
在宅高齢者の生活状況の把握・見守り，一人暮らし高齢者等の見守りネットワーク支援，緊急通報システム（警備会社の方が来る：ボランティアに求める方法に限界）等の活用，在宅高齢者や家族からの相談対応などの活動を行う．

- **「大きな和」**
東大和市では，市役所職員や町内会の方々以外にも，郵便配達人・新聞配達人・ガス料金回収スタッフが，郵便物・新聞がたまっている，ガスが利用されていないなどの生命反応に乏しいと気づいたときに，市役所・地域包括支援センター・東大和市高齢者見守りぼっくすへ連絡が入るようにしている．

- **東大和市高齢者火災安全システム事業**
在宅の重度の要介護の方や心身機能の低下に伴い防火等の配慮が必要な高齢者のみで暮らす方に，住宅用防火機器（火災警報器，自動消火装置，ガス安全システム，電磁（IH）調理器，家庭内で火災が発生したときに東京消防庁へ自動通報できる機器等）を給付または，貸与している[3]．
http://www.city.higashiyamato.lg.jp/reiki/reiki_honbun/g144RG00000371.html（2019年3月8日閲覧）

（表1-2）．ボランティアは一般に地域の社会福祉協議会が関わっていることが多いので，どのようなサービスがあり，どのようなときには利用できるのかなどをケアマネジャーや地域包括支援センターを通して確認しておくことはお勧めしたい．緊急通報システムを経済的に余裕がない方も利用できる仕組みがある地域もある．喫煙をやめられない認知症を患ったADL的には自立している方の家に，火事にならないように火災警報器やスプリンクラーを設置できるかもしれない．禁煙にまさる予防はないと思われるが，行政や保健所の対応で，災害予防などができるのであればぜひ活用したい．このような行政からのサービスを知らないことによる不利益が生じないように，各地域には地域包括支援センターが設置された．今後の活躍にも期待したい．

　一人暮らしの方々の多くは，できるだけ，できれば最期まで家にいたいと言う方も多いが，そのすべてを，その気持ちに沿って対応できたわけではない．当院のはじめの3年間よりも，その次の3年間のほうが，最期まで家におられた方の割合は高くなった（図1-2）．私が，周囲の多職種の助けを求める方法がわからなかったころには，経過中に十分なケアを継続できず，施設入所を勧めたことは多くあった．もちろん，今でも，そのようなことはあるが，本人の意思を大切にしようという多職種の皆さんの思いを応援する形で，地域の

表1-2　地域で行われている一人暮らしの人への支援の例

- **松戸市常盤平団地地区（千葉県）[4]**
  団地内での孤独死の事例をきっかけに，団地自治会と団地社会福祉協議会が協働して「孤独死ゼロ作戦」をスタート．一人暮らし高齢者の見守り，高齢の住民が緊急連絡先を届ける「あんしん登録カード」，入居者が気軽に立ち寄れる「いきいきサロン」の運営等に取り組む．

- **1人暮らしあんしん電話（千葉県松戸市）[4]**
  堂垂伸治医師（どうたれ内科診療所）らが開発した高齢者安否確認システム．医療機関などに設置したパソコンから，あらかじめ約束した日時に毎週1回，自動的に電話をかける．受信側（一人暮らしの人等）は「問題なし」「体調不良」「要連絡」をプッシュ回線で連絡する．応答結果は発信側のパソコン画面に表示される．発信側は朝昼夕3回チェックして安否確認を行い，心配な人には電話をかけて相談に応じる（2015年より，松戸市の公認事業）．

- **エンディングプラン・サポート事業（神奈川県横須賀市）[5]**
  一人暮らしで身寄りがなく，月収16万円（障害のある人は18万円）以下で預貯金100万円以下程度，不動産を所有しない高齢市民などを対象とし，葬儀・納骨・死亡届出人の確保，リビングウィルの相談を市の窓口で受ける．葬儀社と生前契約し，葬儀等にかかる費用を預かる．リビングウィルは市と葬儀社の両者で保管し，市は契約に沿って支援プランを策定・保管し，登録カードを発行する．本人の希望に応じ，市職員が本人宅を定期的に訪問し，安否確認を行う．緊急時（入院や死亡等）にはカードの情報をもとに医療機関などから市や葬儀社に連絡が入り，リビングウィルを迅速に伝達し，葬儀を円滑に行うことができる．同様の制度が，神奈川県大和市，相模原市，千葉市，兵庫県高砂市などでも開始されている．

- **大阪市あいりん地区（大阪府）[6]**
  簡易宿所・寄せ場が集中する地区で，日雇い労働者やホームレス等の単身男性が多く居住する．自治体や宗教者による慰霊祭等での集団供養が行われたり，社会福祉法人の納骨堂を利用するなどの個別的な供養も行われたりしている．2013年には「釜ヶ崎見送りの会」が結成され，会員が亡くなると互いに葬儀に参列して見送っている．同会では，会員が例会で顔を合わせて話をしたり，入院した会員を見舞ったり，新年会や花見大会などの行事を共に過ごしたりしながら，緩やかな共同体を築いている．横浜市中区にある寿町，東京都台東区・荒川区の山谷でも，宗教者やホームレス支援団体による取り組みが行われている．

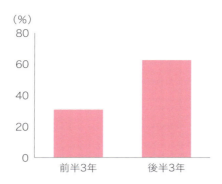

図1-2 東大和ホームケアクリニックの
独居看取り率

さまざまな連携を駆使することができるようになり，そのようなノウハウを私だけではなく，地域のすべてのスタッフが熟知するようになったことが主な要因だと思う．私や，私の周囲のスタッフが，当然のこととして一人暮らしの方にも誠実に接しているという実績も多少は影響を与えているのかもしれない．

一人暮らしを支える工夫
──薬の使用方法を中心に

　一人暮らしを支える社会的な仕組みだけでは不十分であり，自宅で，1人で，ADLが落ちても，多少の認知症があっても生活できるための「知恵（工夫）」は必要である．今日では，社会全体がその知恵を集めている．指の力が落ちて，PTP（press through pack）シートから薬を取り出せない人のために，取り出すための道具があったり，薬局の薬剤師に服薬しやすいように1包化してもらうことなども可能である．また，背中に軟膏を塗るために，孫の手のような補助具を使うこともできる．1人で点眼薬をさせないので点眼を諦めている方もおられるが，補助具を活用することで，点眼薬をさすことも可能となることがある．薬剤師に相談すれば，合剤にすることで点眼薬の種類を減らすことも，冷所保管の薬剤を常温保管可能なジェネリック医薬品に変更することも可能であるかもしれない．道具があっても，背中への軟膏塗布などは，かゆいときには手（指）が届くのに，なぜか軟膏塗布では届かない方もおられ，軟膏を塗る意味付けが乏しいことによる可能性もあり，本人のお話をゆっくりうかがう必要があることも多い．

　このような道具や工夫は，一人暮らしの方々だけではなく，広くADLの低下した自立している高齢者には必要なものであることも多い．容易な道具がたくさんあっても，人の「手」を求める心情は理解してさしあげたい．訪問看護などによる配慮も必要となることが多い．また，薬のこと以外にも，食事・調理，歩行・移動，排泄，清潔，着替え（着衣），入浴など，それぞれに工夫が必要となる．種々の道具や工夫は，最近ではインターネットや出版物に優れたものもあり，参考になる．

孤立化のメカニズム

　一人暮らしの方は増えているが，そのほとんどは孤立化してはいない．孤独を感じる方の割合は，一人暮らしの方よりも同居家族がいる方のほうが高いといわれている．とはいえ，一人暮らしの方が孤立化することにより，孤独死などの社会的問題を引き起こす可能性があり，その過程の解析が進められている．今後は，総務省などからの研究結果の報告や提言がなされると思われるが，当面は，周囲の一人暮らしの方々への配慮を強めたいところである（**表1-3**）．

常識を変える「はじまり」

　目が見えない方の一人暮らしは無理と思う方も，本書を読まれた後は，目が見えないからこそ，勝手のわかっている自宅にいたいと思うことに共感できるようになると思われる（2章2，p.28）．近眼の方も，自宅では眼鏡なしでも歩けるし，夜中に停電になって真っ暗になっても室内歩行ができる方がほとんどであることと思う．がんの末期だからこそ，家に帰りたい．室内を整理したり，手紙を書いたり，処分すべき持ち物や寄贈すべき財産を明確にしたいと思うものである．中には，縁者がいないから誰彼に気兼ねなく一人暮らしができた方もおられる．認知症があるのだから，自宅ではなく老人ホームで生活したほうがよいと判断される病院スタッフも多い．実際に幸せに施設で生活をされている方も多い．本人が自宅での生活の継続を希望されるのは，あるいは認知症があるからかもしれない．新しい生活に慣れる自信が漠然とだがはっきりしないと，自覚されているのかもしれない．今までの生活を変えずにいられたら，それが一番いい．年をとり，体が不自由になったのだから，多少の変化は仕方がないので受け入れるが，住む場所まで変えられるのは嫌だと思う．そして，その気持ちに寄り添うことは尊いことだと思う．

　一人暮らしをピンチととらえるのではなく，自己実現のチャンスとして認識することを，本書とともに確認したい．

表1-3　孤独死（孤立死）メカニズム

独居生活
- 病診連携・ケアマネジャーとの連携・ヘルパーとの連携がない
- 行政・社会福祉士・地域力を活用できない
- ディオゲネス・愚行権が理解されていない

↓

孤立化
- 無縁化
- 見守り隊の死角に入る
- 糖尿病（インスリン療法中の低血糖など）

↓

孤独死（孤立死）：入浴などのアクシデント

行政を巻き込む
——地域包括ケアシステム

2章でも述べるが,行政との良好な関係は大切である.また地区医師会と地域包括支援センターが互いに信頼し合い,助け合いができる関係(当てにし合っている関係)があることもまた市民のために大切なことと思う(図1-3).さまざまな患者／市民の権利を守る立場にある行政は,しばしば,在宅医療の現場においても,大切な役割を果たすし,また果たしてもらわないと困るのである.1人ひとりの人権と尊厳を大切にする視点をもっているスタッフは,必ず,行政とのコンタクトの重要性に気づいている.孤立化された独居高齢者はどのようにして生まれてしまうのか,まだ十分には理解されていないが,多くの識者によって日本在宅医学会や社会福祉関係の研究会で報告され始めている.われわれは,絶えず,多くの情報を共有しつつ,個別の症例に誠実にあたりたいものである.

在宅医療の現場では,春を過ぎると熱中症対策が始まる.家に室温計・湿度計のない方

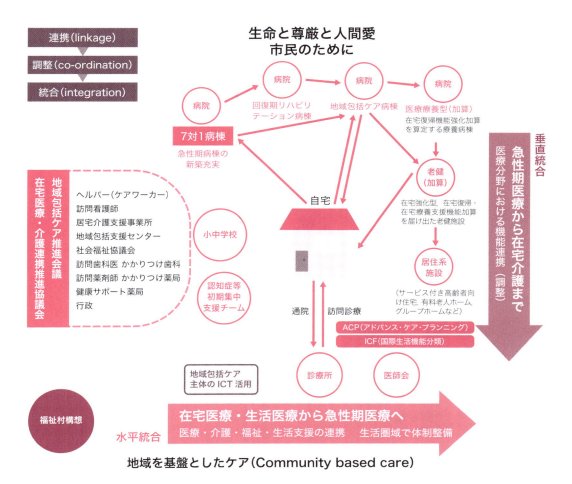

図1-3　地域包括ケアシステム

(社会医療法人財団大和会作成)

には，それらを購入していただき，測定を開始する．エアコンの使用は，4〜5月から始まることもある．高齢者の多くはエアコンを使用したがらないこともあり，持っていない一人暮らしの高齢者も多い．行政もケアマネジャーも，患者/利用者の状態を心配するが，本人が拒否するので，設置できないこともある．以前は，主治医が「熱中症対策はどうなりますか？」とうかがうと，行政からは「医療で対応してください」と言われることが多かった．「この状況でエアコンなしで，熱中症で亡くなる可能性があることをカルテに明記してあります．もし亡くなった場合（孤立死）には，行政に責任があることになりますが，仕方がないですかね？」と申し添えたところ，数日後にはエアコンを設置いただき，室温を適温に調整できたこともしばしばあった．別のケースで，トイレが壊れている自宅に住む独居高齢者もおられた．家主は「壊した本人に直してほしい」と言い，本人は「古いアパートだから自然に壊れたのだ」と主張し合い，修理がされないままだったのである．地域包括支援センターと行政などが地域ケア会議を行い，適切に対応していただいた．行政のさまざまな部署の方々に医療/介護に関わってもらい，いくつもの難問を解決していただいた．

　中には，援助を受けたがらない方々（セルフネグレクト）も多くおられ，われわれの抱える難題の1つとなっている．訪問診療医も訪問看護師もケアマネジャーも，本人，または家族からの求め（要望）がないと訪問できないが，地域包括支援センターの職員や行政/福祉関係者は，必要が明確であればアウトリーチできる．このような関わりと医師会や在宅医療の結びつきが，認知症初期集中支援チームの働き以外にも，多くの場面で重要視されている．数年にわたる多くの福祉関係者の努力により，訪問診療に結びつけることができた症例も少なくない．すべての市民が，必要な医療を，当たり前の医療を当たり前に受けることができるためにも，本書は役に立つと思っている．

病院を巻き込む
——2人主治医制

　数ヵ月ごとに専門的医療を受けつつ，日頃は在宅医療を受けている方も少なくない．がん化学療法を病院の外来で受けつつ，訪問診療により日常生活のフォローを受けておられる方も多く，病院医療か在宅医療かの二者択一を迫られていた時代ではなくなりつつある．また，何かのときは入院したいと思いながら在宅医療を受けている方がほとんどである．20世紀には，高齢者の多くは戦争経験者で，明確な死生観がある方がほとんどで，「絶対に入院しない」と言う方や「高度な医療は若い人に譲りたい」と頑として諸検査を受けない方も少なからずおられた．最近では，そのような方はまれとなり，何かあったら入院したいと希望する方がほとんどとなった．神経難病ではあっても，最近はいくつかの治療方法があり，ときに症状が軽快することもあり，専門医への年1〜2度の定期受診は継続することをお勧めしている．がんであっても，生存期間を明確に伸ばす可能性のある抗がん剤が多く発見され，化学療法を受けつつ在宅医療を受ける方も多い．このようなときのいわゆる「2人主治医制」についても理解しておくことは，患者/市民にとっても有益である[7]．

　当院では，基本的にほとんどの方に広義の2人主治医制を適用している．何かあったら

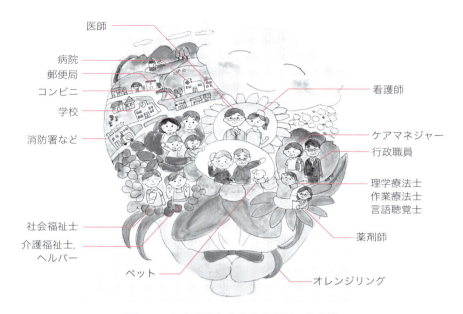

図1-4　在宅療養を支える多職種・多機関
（社会医療法人財団大和会作成）

入院したい方のために，入院先とその科の医師との連携を開始している．難病，がん，肺気腫，心筋症，関節リウマチなどでは，病院主治医に年に何度か診てもらうことを勧めている．何かのときには，在宅主治医から電話で相談することが容易となる．そのほかにも，その方に適した，2人主治医制の型がある場合があり，今後は2人主治医制のコツが，日本在宅医療連合学会や日本緩和医療学会でも話題になることと思われるので，在宅医は研鑽に励んでもらいたいところである．

最近では，地域包括ケア病棟をもつ病院も増え，レスパイト入院も受け入れていただいている．地域包括ケア病棟担当医が，週に1～2回訪問診療の手伝いをしてくれる地域もある．また，在宅医療を受けている患者の状況によっては，リウマチ科，眼科や皮膚科などの診察が必要になることがあるが，急性期病院入院の適応はない場合でも，病院との交渉次第では，院内の地域包括ケア病棟入院中に診察してくださることもある．病院との連携と調整が，在宅患者のADLもQOLも向上させることがあり，20世紀の「病院か在宅か」の二者択一であった時代からは隔世の感がある．

一人暮らしは1人ではできない

多くの人たちの支えによって，一人暮らしができることは明らかである．また，独居高齢者は，優秀な思い入れの強いスタッフ1人だけでは支えられず，多くの職種の多くの方々の協働と連携によって守られるものである（図1-4）．2章に載録したカンファレンスではいろいろなことができるようになった自分たちを確認できると思ったのだが，その実，まだまだ何かが足りないと気づく機会にもなった．多くの悩めるスタッフを励ます目的に本

書を企画したが，今はともに悩む多くの同志を得る機会となることを期待している．

あなたも私も独居高齢者予備軍

　2章の中で紹介した症例の多くは，若いときには，自分は将来一人暮らしをするようになることを想定していなかった方である．自ら望んで，あるいは，自らのまいた種として一人暮らしをされている方もおられるが，多くの方は，さまざまな事情によって，一人暮らしを始められている．すべての人にとって，このことは，人ごとではないが，そのための準備を積んできた方は少ない．生活を楽しむすべを身につけている方もおられれば，妻や夫に依存していたり，仕事だけを生きがいにしてきた方が，退職後に一人暮らしとなられたときに生じる虚無感への対応の仕方については，今後，おそらく，多くの書物が出版されることと思われる．1人でも，どのような周囲の配慮があれば，いきいきと生活できるのかについても，多くの識者が述べ始めている．本書は，医療依存度の高い方を中心に述べることによって，このような状態でも自分の権利や意思を大切にできることを知ってもらえるように，読者から市民へ呼びかけていただくことを願っている．巻末で紹介している火災・事故予防チェックリストや悪質商法や詐欺，家庭内のトラブル対策チェックリストも，市民教育・患者教育のツールの1つとして参考にしていただきたい．

　そのほかにもさまざまな視点や問題意識をもつことが大切である．皆さまの周りでも，病院や施設の中では「家に帰りたい」という気持ちを訴える場がなかったり，地域の中でも「社会的に孤立している方への支援」が不足していたり，自宅の中にいても，困っているときに「助けて」と言えなかったり，困っている状況に気づけない方々がおられたりする状況がある．2章の8つの症例を参考に，ともに問題意識をもっていただけると幸いである．

　本書は，社会医療法人財団大和会在宅サポートセンター症例検討会の記録などを参考にして作成した．症例報告カンファレンスの形式をとって，たくさんの一人暮らしの生活を支え続けた，経験豊富な多くの仲間たちとの協働でつくりあげたものである．出版に際し提示された1つひとつの症例は複数の症例を合わせたものであって，架空の（想像上の）人物についてのディスカッションであることを事前にご承知いただきたい．

　その上で，皆さまのこれからの出会いが，すてきな色合いがつくものになることを期待している．

（森　清）

参考文献

1) 聖書　新改訳©1970, 1978, 2003新日本聖書刊行会
2) 成本迅,「認知症高齢者の医療選択をサポートするシステムの開発」プロジェクト：認知症の人の医療選択と意思決定支援──本人の希望をかなえる「医療同意」を考える. クリエイツかもがわ, 2016.
3) 東大和市：日常生活に支障がある方への福祉サービス等.
　https://www.city.higashiyamato.lg.jp/index.cfm/32,24033,341,579,html（2018年12月26日閲覧）
4) 結城康博：孤独死のリアル. p.138-183, 講談社, 2014.
5) 小谷みどり：〈ひとり死〉時代のお葬式とお墓, p.140-180, 岩波書店, 2017.
6) 白波瀬達也：寄せ場における死と弔い―あいりん地区の動向を中心に. 歴博, 206, p.16-19, 2018.
7) 森　清：病院医師との連携を重視した在宅医療. エンド・オブ・ライフケア, 2(1), p.72-77, 2018.

2章

事例から考える一人暮らしの人を支えるポイント

▍アイコンの見方

働いている場所
- 在 在宅
- 地 地域包括支援センター
- 病 病院
- 施 施設
- 見 見守り相談窓口

職種
- 医 医師
- 精医 精神科医
- 看 看護師
- 保 保健師
- 理 理学療法士
- 薬 薬剤師
- 社 社会福祉士
- ケア ケアマネジャー（介護支援専門員）
- 介 介護福祉士
- 福 福祉用具専門相談員
- 行 行政（市役所職員，ケースワーカー）
- 葬 葬儀社
- 清 清掃会社

1 多職種と地域が連携して行った本人の思いをかなえた看取り

KEYWORD 心不全の終末期　がんと心不全の合併

出席者（敬称略，順不同）※太字は事例提供者

医師 長坂 省三, 森　清　**看護師** **小野原 智美**, 篠原 かおる, 龍原 美賀, 中山 美由紀, 松岡 美華
理学療法士 堀口 希美　**社会福祉士** 新井 敏文, 馬見塚 統子
介護支援専門員 浦上 優子, 富田 明彦, 水谷 邦子

事例の概要

利用者	Aさん，80歳代，女性，要介護3
現病	卵巣がん進行期，心不全
現病歴・経過	X年Y月に腹部にしこりを発見し，近医に受診．総合病院婦人科を紹介され，卵巣がん進行期，がん性腹膜炎と診断される．X年Y＋1月より，本人・家族の希望で訪問診療・訪問看護を開始．症状が安定しており，自立した生活を送っていた．X＋1年Z月，呼吸苦にて救急搬送され，心不全増悪にて入院加療となる．がん末期でもあるため，緩和ケア病棟へ転院してそのまま過ごす予定であったが，症状が好転したためZ＋1月W日に自宅に一時退院する．同月W＋4日より心不全が再び悪化し，W＋5日に自宅で家族が見守る中，永眠された．
本人像	東北出身．洋裁が得意で仕事にしていた．数年前に夫が他界した後は独居．娘は車で1時間ほどの距離のところに居住し，たびたびAさん宅を訪れ，訪問診療にも同席された．隣人と仲がよく，常に気にかけてくれることを感謝していた．人に迷惑をかけたくないと，常々，周囲に話していた．
家族構成	娘家族
住宅環境	一軒家
社会的サービス	訪問診療：月2回，訪問看護：週1回，訪問薬剤管理指導：処方時，福祉用具貸与（介護用ベッド），傾聴ボランティア：隔週1回
服薬（1日分）	アジルサルタン（アジルバ®）錠20mg 1錠×1回（高血圧症治療薬），アゼルニジピン（カルブロック®）錠16mg 1錠×1回（高血圧症治療薬）
検査データ	アルブミン3.1g/dL，総ビリルビン 0.4mg/dL，クレアチニン 0.72mg/dL，LDH 2348U/L，eGFR 57，BNP 296.6pg/mL，CA125 2420U/mL
ディスカッションポイント	① 多職種の連携と地域の力 ② 心不全の治療継続と看取り ③ Aさんらしさを尊重する関わりとは？

多職種と地域との連携

在 看 小野原 卵巣がんで終末期を迎えた一人暮らしの利用者が，本人の「家にいたい」という思いのとおりに自宅で永眠されましたので，皆さんにご紹介します．

Aさんは，X＋1年Z月に心不全が悪化して救急搬送され，入院しました．治療が一段落した段階で緩和ケア病棟に転棟して，そのまま過ごす予定でしたが，お元気になったため，Z＋1月W日に一時退院されました．連休を一緒に過ごそうと，ご家族はAさんのお宅に泊まっていました．森先生も，私たちも訪問を再開して，もう少し長く在宅療養を続けられると思っていたのですが，思いがけず心不全が悪化してしまい，看取りとなりました．

亡くなる前に，Aさんは「できればもう病院には行きたくない．家にいたいです」とはっきり言われました．この思いをかなえたい気持ちが原動力になって，多職種がそれぞれの役割をきちんと果たしたことが，Aさんの在宅での看取りにつながったのではないかと思います．

なお，職種間の連携は，FAXや電話，ときには互いの事務所を訪問し，顔を合わせて話し合いました．

在 医 森 卵巣がんで終末期だったけれど，頑張って生活しておられましたね．腹膜炎等を起こしていて，ステロイド等で押さえることを繰り返しています．卵巣がんの患者さんは，45％が腹膜炎を起こすといわれていますが，早めに解決すれば症状が比較的緩和できることもあります．

在 ケア 水谷（司会） 私はケアマネジャーとしてAさんを担当しました．終末期と診断されていましたが病状も安定しており，とても気丈な方だったので，体調のよいときはお買い物にも1人で行かれ，ご自分で料理をされていました．ミシンがけがとても得意で，そういった楽しみをもちながら日常生活を送られていました．娘さんに迷惑をかけたくない，自分が動けるうちは自宅で生活したいと思っておられ，最終的に在宅で看取りができた事例です．Aさんが利用されていたサービスについて説明をお願いします．

在 看 小野原 たまたま，Aさんに関わったサービスの多くが同法人内でした．訪問診療や訪問看護のスタッフだけでなく，ケアマネジャー，緊急時の転送先である病院です．当初，Aさんは自宅ではなく緩和ケア病棟で最期を迎えたいと意思表示されていたので，緩和ケア病棟のスタッフと連携をはかっていました．それから，傾聴ボランティアさん（**Column1**）や薬剤師さんにも入っていただいていましたね．

在 医 森 リハビリテーションは入っていなかったのですか？

在 理 堀口 Z＋1月に退院された際にリハビリテーションの導入を始めて，Z＋2月から開始予定でサービス担当者会議を開いたばかりでしたので，実際に訓練はできていませんでした．リハビリを導入する前でしたが，Aさんの具合が悪くなり，森先生が緊急で往診されるとき（Z月）に，酸素を持って私も同行する機会がありました．そのような縁もあり，「退院したらリハビリテーションを導入しましょ

傾聴ボランティア

　傾聴ボランティアの活動は自治体によって異なりますが，東大和市では社会福祉協議会に所属しているボランティアの方が，同意を得られた相手の自宅にうかがい，今感じている不安や心配，楽しいことやうれしいことなどの心の動きを，できるだけ自由に話していただき，その内容をじっくり聴かせてもらいます．話を聴くボランティアは，教員の経験をもつ方や，専業主婦で長い間介護の経験をした方，看護師や社会福祉士として現役で従事している方など年齢や職種，これまでの背景は異なります．そのような方々が，話を聴かせてもらう中で相手の考えや思いを整理することや，心を少しでも軽くできるスキルを学んで関わります．

　聴かせてもらう話の内容は，自分が抱えている病気で心配な症状や体調不良の不安，家族との楽しい出来事，自分がこれまで生きてきた思い出話などさまざまです．話の途中では，泣いたり，笑ったり，嘆きや愚痴など感情が入り混じり，何とかしてあげたくなることもあります．しかし，どんなときも「傾聴」の立場を超えることなく，常に温かい雰囲気と謙虚な対応で相手の思いに同調し，気持ちを癒し和らげることを心がけています．

（中山 美由紀）

う」とお話を進めていたので，もう少し携わりたかったと思います．

在 医 森　傾聴ボランティアさんも入っていたのですね．

在 看 中山　私が訪問看護に入ったときに，たくさんお話をされていたのが印象的でした．そこで，地域包括支援センターの馬見塚さんに相談して，社会福祉協議会の傾聴ボランティアさんを紹介してもらいました．最初は，Aさんも「何を話してよいのかわからない」とおっしゃっていたのですが，ボランティアさんがよく対応してくれて長く続いていました．先日，亡くなられたことをお伝えしたら，「Aさんのこれまでのお話をうかがって，私のほうが教えられることが多かった」とお話しされていました．

地 社 馬見塚　Aさんは，傾聴ボランティアさんに来てもらったことをどんなふうに感じておられましたか？

在 看 小野原　「丁寧に話を聞いてくれた」とおっしゃっていました．1人で生活していく中で，さまざまな不安感を抱えていたので，お話を聞いてもらうことで，そのような気持ちが安らいでいたようです．

在 医 森　ご近所の方々の話が興味深いですね．

在 看 小野原　ご近所の方々がとてもよくしてくれていて，Z月に呼吸苦の訴えで緊急訪問したときもかなりの手助けをしてくださいました．Aさんの生活の中で大きな心の支えになっていたのが，ご近所の方々でした．

在 看 松岡　Aさんは「息が苦しくて，近所の仲良しに電話をしたの」と話しておられ

在 看 **小野原** その方は，常日頃から雨戸が開いているかどうかを確認したり，重たい物を買うときに手伝ってくださったり，もしものときにと鍵を預かってもらっている関係でした．そのような方だったので，緊急時も対応してもらえたのだと思います．

本人・家族の揺れる思いを支える

在 看 **小野原** Aさんとは長く関わることができたので，日々の訪問，会話の中で，何を思われているのかを感じとっていました．「少しでも家で生活を続けて，大好きな夫のところに早くいきたい」と話されていたことが多かったように思います．娘さんは不安が強かったものの，Aさんの思いをよく考えてくださっていました．

在 ケア **水谷** 娘さんから，Aさんは入院中に「もう家には帰らないから」とおっしゃったことがあったと聞きました．「介護用ベッドも引き上げてください」と言うくらいに，いったんは「もう家で過ごすことは難しい」と思われたのではないかと思います．

在 医 **森** 病院の退院調整看護師が，背中を押してくれたのだよね．Aさんは「もう家には帰らない」と言いながらも，家に帰りたがっていた．一度，「もう家には帰らない」としてしまったら退院調整は難しくなるのだけれど，退院調整看護師が訪問看護の経験者だったことで，そのような対応ができたのだね．

在 看 **松岡** いったん退院して，また緩和ケア病棟に入院するという話もありましたね．家で過ごしてもよいし，また緩和ケア病棟に戻ってもよいと，選択肢がたくさんあったことも安心感につながったのではないでしょうか．

　入院中は，娘さんに「家で過ごしたほうがよいのではないか」「やっぱり家ではみられない」という気持ちの大きな揺れがありました．その中で，Aさんが「家に帰りたい」という気持ちを出してくれたのが一番大きかったと思います．私たちも，もう家には戻れないのではないかと思っていましたものね．

在 看 **小野原** 心不全が悪化したとき，私自身にも迷いがありました．がん末期で悪化したのだとしたら，私も看取りに向けて「これでよいのですよ」と躊躇することなく言えたと思うのです．でも心不全の悪化では「入院して治療をすればまた元気になるのではないか」「元気になってほしい」と強く思っていました（Column2）．「入院して治療をすることも，1つの方法ですよ」と本人に提案したときに，Aさんが「できれば，もう入院はしたくないのね」とおっしゃったのです．森先生が訪問されたときにも本人に「家にいてもよいのですよ」と言い，家族にも「このまま，最期まで家にいさせてあげましょう」と話してくださって，Aさんと森先生の言葉を聞いた娘さんが「よし，家で看取ろう」と覚悟を決めてくださいました．娘さんは，「病院で重症な方たちの中に母がいるのを見て，ここは母がいる場所ではないのかなと思いました．母らしくいられるのは，やっぱり家なのかな……」とおっ

病いの軌道

　がん，慢性疾患，認知症では，それぞれ病気による状態（ADL）の変化（経緯）を予想することができるといわれています（図）[1]．認知症では，徐々にADLが下がり，がんでは急激に，慢性疾患では急性増悪を繰り返しつつ下がっていくとされています．ただし，がんの種類によってその経緯は異なります[2]．がんのほかに心不全を合併することもあれば，ときには，さらに認知症も合併していることもあり，実際には，さらに複雑ではあっても，多くの場合，今後生じることのほとんどは予想することができます．今後生じるエピソードに対して，本人，家族，チームで備えることができることも多く，備えることによって，大きな安心（不安の除去）が得られることが多いです．　　　　　　　　　　（森　　清）

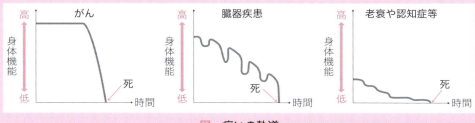

図　病いの軌道

参考文献
1) Lunney JR, Lynn J, Hogan C：Profiles of older medicare decedents. J Am Geriatr Soc, 50 (6)，p.1108-1112, 2002.
2) 森　　清：がんの軌道学．在宅医療バイブル第2版，川越正平編著，p.358-369, 日本医事新報社，2018.

しゃっていました．ちょうど連休と重なって，娘さんの家族がAさんと一緒に過ごしてくださったことも，娘さんの決断を支えたのだと思います．

在　医　森　Aさんは大動脈弁狭窄症があって「突然死することもある」とずっと言われていた方です．心不全の発作（呼吸苦）があらわれたときに入院して，それがおさまっていました．入院中にフロセミド（ラシックス®）の静注がよく効いたので，退院後も自宅でフロセミドを注射するとよくなったという経験を何回かしています．病院や在宅でのカルペリチド（ハンプ®）の投与について病院の循環器の医師と相談したのだけれども，「あまり意味がないと思う」とアドバイスもいただき，本人の希望も強いし，家で過ごすことになったのですね（**Column3**）．

在　看　篠原　心不全の事例は，とても悩みますよね．治療をすればまた改善して自宅に帰ってこられるのではないかという思いとの葛藤はよくわかります．

在　看　中山　森先生の一言がよかったですよね．その一言で本人と家族が安心して，ターニングポイントになったのではないかと思います．

在　看　龍原　多職種が連携して独居の方の看取りをする際には，どの職種の役割が欠

心不全の終末期と在宅医療の課題

　心不全の患者に訪問診療・訪問看護が関わることのメリットにはエビデンスがあります[1]．また，日本心不全学会が「高齢心不全患者の治療に関するステートメント」を出し，終末期への対応やリハビリテーションについても強調されるようになりました．訪問診療・訪問看護では，体重を頻回に測ったり，減塩を毎回指導するなど，生活を見つめるきめ細かい対応が功を奏しているのかもしれません．ただし，がん進行期の患者でも，心不全を合併されていることは少なくありませんが，その場合は，個別の対応が求められます．

　心不全発作のような急変に対して，治療可能な対応を選択していくことは大切です．急性期病院の専門医（入院中の主治医）とも常にコンタクトがとれたことは，在宅主治医としては心強い症例でした．最近は，心不全の患者にトルバプタン（サムスカ®）を使用することにより，水分制限を解除できるなど生活の質を高められる可能性があります．投薬開始には短期でも入院を必要とするため，在宅医療を理解している専門医との連携は極めて有効です．そのほかの慢性疾患（肺気腫・関節リウマチなど）でも，同様のことは多く，がん以外でも，このような「二人主治医制（専門医との協働）」は大切だと思われます．

（森　清）

参考文献
1) 秋下雅弘，鳥羽研二：在宅医療に関するエビデンス：系統的レビュー，p.23-25，http://www.jpn-geriat-soc.or.jp/info/topics/pdf/20150513_01_01.pdf（2018年10月22日閲覧）．
2) 日本心不全学会ガイドライン委員会：高齢心不全患者の治療に関するステートメント，http://www.asas.or.jp/jhfs/pdf/Statement_HeartFailurel.pdf（2018年10月22日閲覧）．

ても，うまくいかないのだと思います．その場その場で，1人ひとりが自分の役割を果たしたからこそ，森先生の「家で看取ろう（最期まで，家にいましょう）」という一言につながっていったのではないでしょうか．多職種連携という，Aさんを支える基盤がきちんとしていなければ，森先生も「ここで看取ろう」という一言には至らなかったのではないかと思うのです．Aさんをしっかり支えていた多職種1人ひとりがよい仕事をしたのだと，全体像をうかがう中で思いました．

在 ケア 浦上　娘さんが，Aさんらしくいられるのは家だと思われて，最期まで自宅で過ごせたのは本当によかったですね．娘さん自身も，AさんがAさんらしくいられる場所が家であることに家に帰ってきたことで気がついた．周りのスタッフがいくら「家で看取ろう」と言っても，そこに娘さんの気持ちが同調しないと，また入院してしまうことになったかもしれません．家族の決断も大きいので，娘さんがそのような気持ちをもたれたこともよかったのではと思いました．

在 看 篠原　最期の数週間，数日に，家族の方が泊まり込んでくださると，独居の方を在宅で看取れる確率がとても高くなると感じています．どこで家族に関わってもらうのかを見極め，覚悟を決めてもらうことがポイントです．でも，関わる期間が長すぎてもいけないし，短すぎてもいけないので，きっとタイミングもあるの

だろうと思います．

　Aさんは，家で最期まで過ごしたくて，ご自分で決断して帰られたのだろうと思います．Aさんの力を感じますね．

(地)(ケア) **富田**　本人がどのように思われているのかが大切だと思って，ふだん利用者さんに関わっています．Aさんが「家で過ごしたい」と思われて，気丈で強い思いをもっているというご自身の強み，素晴らしい多職種チームが構築できたという強み，ご近所との関係がよいという強みを生かし，在宅生活を支えるチームをスピーディーにつくれて動きだせたことが，Aさんが思い通りに在宅で生活されることにつながってよかったと思います．

(地)(社) **新井**　娘さんの不安な気持ちを聞いた周りの方が，それを一生懸命受け止めて共感して，話を聞いたことで，娘さんは「在宅でやっていこう」と踏み切れたのではないでしょうか．

なぜ，意思決定できたのか？

(在)(精医) **長坂**　「自宅にいたい」という本人の希望がかなって最期まで自宅で過ごしたことは，本人にとって具体的にはどのような安心・満足があったのでしょうか．病院に入院していることでしか得られない安心や満足もたくさんあったと思います．

(在)(看) **小野原**　治療の段階を終えて，緩和ケア病棟で療養生活を送り始めて状態が安定し，緩和ケア病棟の看護師の勧めもあり再入院する予定で一時的に退院されました．退院してから1～2日で急に状態が悪くなったときに，「家にいたい」とおっしゃったのは，なんでだったのだろう……．

(在)(医) **森**　病気が進行すると，入院するのが一般的なのだけれども，一方で病気が進行したら「入院したくない」と思う患者さんがいる．これは，どういうことなのだろうね．

(在)(看) **篠原**　本人の覚悟ですよ．これまでの経過や自分の体のことは一番感じておられ，弱っていく自分のこともよくわかっておられますから．

(在)(看) **松岡**　Aさんは，元気なときからなんでも自分でやりたいという気持ちが強く，意思表示もはっきりされる方でした．「家にいたい」と思われていたことも，常日頃感じました．覚悟されていたのだと思います．

(在)(医) **森**　自分のことは自分で決めていたい方ではあるのですよね．アドバンス・ケア・プランニング（ACP，Column4）は，初診時に，前もって話し合うのだけれどもそのとおりにしなければならないというわけではなくて，繰り返し話し合い，会話の中で移り変わっていくものです．Aさんも，傾聴ボランティア，ケアマネジャー，訪問看護師，福祉用具専門相談員，薬剤師などと会話をする中で，自分らしい結論に結びついたのかもしれないですね．

(在)(看) **松岡**　Aさんには，1人で生活することへの不安，怖さがありませんでした．ご近所の方が庭で育てているお花を毎日持ってきてくれて，玄関に飾っていたり，常

[在][看] **中山** それに，Aさんはご主人をすごく愛していましたよね．お話の中には常にご主人の姿がありました．

[在][看] **小野原** ご主人は数年前に亡くなっていますが，自宅はAさんにとってご主人といられる場所だったのだと思います．最期のときが近づいてきたときに，ご主人の雰囲気を感じられる，居心地のよい場所でそのときを迎えたいと思われたのではないでしょうか．

[在][医] **森** ご近所の方も，Aさんのその気持ちをよくわかっていたから，一生懸命応援してくれたのかもしれませんね．「（ご主人に）早く迎えにきてほしい」と言われるのは寂しく感じたけれど，温かさを感じる言葉でもありますよね．

[在][看] **小野原** 亡くなる寸前，意識が少しずつ混濁してきている場面で「小野原さん，お世話になったわね．いろいろ楽しかったわ」とおっしゃって，「旦那さんが迎えに来たの？」とうかがったら，「そう．私，明日かあさってだと思う．そろそろな

Column ❹ アドバンス・ケア・プランニング

　生活者（患者とその家族）が，自分の人生を，また家族の人生を「どこで，どのように」過ごしたいのか？　特に人生の終末期における，この問いかけに対して，在宅医療のスタッフはいつも真摯に誠実に対応されています．その答えは，本人と家族で違う場合もあり，また当人であっても，状況によって変化します．その相違にも，変化にも，誠実に関わることが，私たちに求められています．このような本来，「権利」とまでいえる尊厳を大切にしたいと思います．終末期には意思決定能力が低下することが知られており，それに先立って（advance 前もって）意思決定支援は行われるべきです．

　今後の意思決定能力低下に備えて，治療や療養場所など「生活」について話し合う過程（プロセス）がアドバンス・ケア・プランニング（ACP，愛称：人生会議）です．本人だけではなく，家族や関わる医療や介護のスタッフも加わって話し合うこと，病気の治療方針だけではなく，生活のすべてが話し合われること，一度にすべてを決めるのではなく，絶えず，繰り返し，この話し合いが行われていることなどが大切です．種々の本も出版されていますので，参考にしてください．将来，定義は改訂されるかもしれませんが，このような生活者の権利と尊厳に寄り添う医療介護福祉関係者が，病院にも在宅医療の現場にも増えてくる環境づくり（まちづくり）が大切だと思います．　　　　　　　　　　（森　　清）

参考文献
1) 西川満則, 長江弘子, 横江由理子：本人の意思を尊重する意思決定支援 事例で学ぶアドバンス・ケア・プランニング, 南山堂, 2016.
2) 厚生労働省：人生の最終段階における医療・ケアの決定プロセスに関するガイドライン, https://www.mhlw.go.jp/file/04-Houdouhappyou-10802000-Iseikyoku-Shidouka/0000197701.pdf（2018年10月22日閲覧）.

> **Column ❺**
>
> ## 心不全とACP
>
> 　心不全の方は毎年1万人ずつ増え，2030年には130万人に達すると予測され，心不全パンデミックともいわれています．疾患別死亡率でもがん（悪性新生物）の次に多い死因です．心不全の方にはどのタイミングで終末期の説明をしたり，ACPについて語り合ったりするべきなのでしょうか．基本的にACPは，その方が1年（または半年）以内に亡くなったら，主治医にとって意外な状況であるか（驚くか）どうかが大切な視点で，その時期に話し合うことが大切です．循環器科の専門医であれば，入退院を繰り返すようになった時点や治療抵抗性などで，話し合いが必要だと感じるといいます．ここ数年で，今まで以上に循環器科専門医がACPの重要性を強調するようになりました．退院後，開業医の外来に逆紹介するにしても，訪問診療医へ紹介するにしても，予後の記載があることは有益です．確実な予後予測は不可能ですが，予後スコアも開発されています．循環器科専門医が，患者と家族との密な話し合いの結果，訪問診療に結びついた症例は，近年，とても増えています．
>
> 　　　　　　　　　　　　　　　　　　　　　　　　　　　　（森　清）

のよ」とはっきりお話しされていました．
　血圧がいよいよ下がってきたときに，娘さんに「残念だけど，このままではお迎えがきてしまうと思います．このままお家でお看取りするということでよいのですよね？」と玄関先で確認しました．娘さんは，「自分1人だったら不安だけれど，ちょうど連休中でみんなもいてくれるし，これでいいです」とおっしゃったんです．本人の納得した気持ちと，家族が覚悟されたことが在宅での看取りにつながったように思います．

森　不思議と，家族や親しい方が集まっているときに看取りとなることは多いですよね．

松岡　周囲の方にお礼を言う利用者も多いですね．

水谷　Aさんの「家にいたい」という思いをかなえるために，多職種の在宅ケアチームと家族，地域の方が一丸となって支えた事例でしたね．本人と家族の揺れる思いを支え，意思決定へとつなげていけたことがポイントとなりました．

> **Point**
> - 本人・家族の揺れる思いを支え，「家で看取る」という意思決定（覚悟）へとつなげた（Column5）．
> - 亡くなる数日～数週間前に，家族が泊まり込んで介護できると，一人暮らしの人を在宅で看取れる可能性が高くなる．

● 事例を振り返って ●
本人と家族の希望をかなえる在宅ケア

　がんは進行していましたが，病状安定をはかることができ，1年以上，Aさんとたくさんの会話を積み重ねてきました．その中では「もし，具合が悪くなったら私は入院するわ．家族に迷惑をかけたくないから」と話されていました．しかし，実際は違いました．夜中に緊急訪問をしたとき，苦しそうなAさんを目の当たりにして，救急搬送するべきなのかを迷っている私の心に響いたのはAさんの「できれば家にいたいのね」という言葉でした．この言葉は私たちにとって，とても貴重でした．その思いをかなえるために，家族も私たちも同じ方向性で動くことができたと感じています．

　また，心不全の緩和ケアについても学びました．少しずつ進行する経過の中で，本人，家族の希望を確認するとともに，苦痛を緩和するスキルを磨かなければなりません．

　Aさんのようにがんと心不全が両方あっても最期まで住み慣れた自宅で過ごすことができるように，今後もサポートしていきたいと思います．

（小野原 智美）

森先生の視点

　病気を患いつつ，一人暮らしをされている方は，仙人のように霞を食べて，社会から離れて生活をしているわけではありません．多くの人の助けを受け，自助・互助・共助・公助すべてを用いて，生活を成り立たせている方がほとんどです．それらの多くの「助け」の組み合わせを，状況によって，初めは本人が，次第に家族やケアマネジャーがつくりあげていきます．ときには看護師や理学療法士たちなどが配慮します．高齢者は，いくつかの病気をもつため，複雑な病態があるときには，医師がその状況を本人だけではなく，チームの方々にも理解してもらう必要が生じることもあります．しかし，一番大切にすべきことは，本人の思い（願い・希望）だと思います．病気になっても「家にできるだけ長くいたい」と思ったり，入院中であっても「早く家に帰りたい」と思ったりすることは当然のことです．このような利用者の本音に，今回は病院のスタッフを含めて，多職種が協働しつつ，それぞれが大切な役割を果たしました．また，心不全への対応とACPの視点（**Column3, 4, 5**）も確認できました．

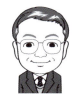

2 全盲，認知症でこだわりの強い利用者に寄り添った在宅支援

KEYWORD｜病院受診拒否　服薬／検査拒否　転倒・転落

出席者（敬称略，順不同）※太字は事例提供者

- **医師** 森　清　**看護師** 小野原 智美，篠原 かおる，中山 美由紀，松岡 美華
- **理学療法士** 堀口 希美　**社会福祉士** 新井 敏文，田村 美和子，馬見塚 統子
- **介護支援専門員** 伊藤 まり，浦上 優子，塚原 あづさ，富田 明彦，水谷 邦子

事例の概要

利用者	Bさん，80歳代，女性，要介護3
現病	腰椎圧迫骨折，骨粗鬆症，認知症（HDS-R15点）
現病歴・経過	70歳代で全盲となり，X年に自宅の階段から転落．X＋5年Y月に自宅で転倒し，立位・歩行が不能となる．腰椎圧迫骨折と診断され，Y＋2月に訪問診療，訪問リハビリテーション，訪問看護が介入を開始．同年Y＋4月，ポータブルトイレの使用，布団での臥床を拒み，椅子に座りきりの生活となる．背部・殿部の褥瘡，下肢に著明な浮腫がみられる．介護用ベッドを導入し，ADL訓練を中心としたリハビリテーションを行う．X＋6年Z月，入浴目的でデイサービスの利用を開始し，Z＋3月には自宅のトイレが使えるようになる．同年Z＋5月，思い込みについて語ることが増える．X＋8年W月より食事量が減り，ベッドでの臥床を拒否．翌月には全身状態が低下して食事摂取が難しくなり，座位保持も困難となる．同年W＋2月，きょうだいが交代で泊まり込んで介護をする中，自宅にて永眠された．
本人像	穏やかで優しい性格．日常生活に強いこだわりをもち，病院受診や検査は拒否．
家族構成	きょうだいが数人いる．キーパーソンは姉で，きょうだい全員がBさんの性格やこだわりを理解して受け入れている．
住宅環境	一軒家（2階建て），生活スペースは1階の居間・トイレ・洗面所のみ．
社会的サービス	訪問診療：月2回，訪問看護：週1回，訪問リハビリテーション：週1回，訪問介護：毎日2回（朝・夕），配食サービス：平日のみ1日2回（朝・夕），デイサービス：週2回，福祉用具貸与（介護用ベッド，マットレス，サイドレール）
服薬	本人が拒否．外用薬（軟膏）は使用していたが，嫌がる発言が聞かれた．
ディスカッションポイント	① 一人暮らしで全盲の人にどう関わるか？ ② こだわりの強い人への声かけやサービス導入時の工夫

全盲，認知症でも，自宅で暮らしたい

堀口（在/理） 今回は，利用者さんの世界観に寄り添う在宅支援がテーマです．Bさんは全盲で，強いこだわりと認知症があり，一人暮らしで生活をされていましたが，腰椎圧迫骨折のために歩行困難となったことをきっかけにご家族とともに病院を受診され，訪問診療，訪問リハビリテーション，訪問看護，訪問介護が導入されました．

こだわりについては「ベッドは私が使う時間ではないから使えません」「コンセントから感電するので電気は使えません」などの発言があり，においにもとても敏感でした．手を洗って拭くことを5〜10分ほど続けてしまうこともありました．

富田（司会）（地/ケア） 一人暮らしで全盲，こだわりもあり，非常に難しい事例だと思います．Bさんは，どのような生活をしていきたいと思われていたのでしょうか？

堀口（在/理） 「極力，家で過ごしたい」「生活のペースを崩されたくない」という思いがあったようです．

富田（地/ケア） 住み慣れた地域，家で過ごしたい，自分のリズムで生活していきたいと思われていたのでしょうね．もともと，どのような人柄の方なのですか？

堀口（在/理） 非常に優しい方でした．こだわりの強さや病院嫌いであることをご家族が認めているので，若いころからそのような傾向があったのだろうと思います．また，私たちが注意したことは，重々に聞いてくださる方でした．

松岡（在/看） 最期のときに関わらせてもらったのですが，Bさんは本当は目が見えているのではないかと思うほど，ご自分の生活をきちんとされている方でした．Bさんらしい世界観の中で生きていらっしゃいましたね．

富田（地/ケア） ご家族の関わりはよかったのでしょうか？

堀口（在/理） ごきょうだいが週末や訪問診療の日に合わせて来てくれ，買い物等をしてくださっていました．Bさんの看取りが近づいてきたとき，亡くなるまでの数日は，ごきょうだいが泊まり込んで介護をしてくださいました．

松岡（在/看） お姉さんがBさんの思いを大切にされていましたね．最期のときが近づいて，看取りの体制をとろうとしたときには，お姉さんがちょうど登山にでかけてしまい，連絡がつかなくなってしまいました．急きょ，妹さんに連絡して，一泊してもらったんです．いろいろな人を呼びこんで呼びかけて，大切な場面を乗り越えられたのだと思います．

伊藤（在/ケア） きょうだい関係がとてもよかったのですね．ごきょうだいは近隣にお住まいだったのですか？

堀口（在/理） 全員，遠くにお住まいで，お姉さんは自動車で数時間くらいのところです．

浦上（在/ケア） 強いこだわりがあったりすると，遠のいてしまう家族がいても不思議ではありません．このように家族が密に関わられ，よい関係でいられるのは，Bさんがもともともっている魅力があったからこそではないかと思います．このような

家族との精神的なつながりが，本人が1人で生きていくための力になっていたのではないでしょうか．

堀口 長坂省三先生に，この事例についてお話ししたところ，「例えば認知症なのか，精神疾患なのかで，声かけの仕方が変わる」というお話をうかがいました（**Column**）．「精神疾患がベースで認知症がない場合は，幻覚や幻聴について"それは病気のせいで見えたり，聞こえたりしているだけですよ"と否定することで，理解が得られたり，治療へ結びつけることも可能だが，認知症の場合は新しいことを覚えたり，理解したりすることは難しいため，周囲がありのままを受け入れる必要がある．そこで苦労したのではないの？」とお話ししてくださって，Bさんのこだわりや思い込みがどちらからきているのかをアセスメントし，どう対応していくのかを判断するのは，確かに難しかったと思いました．

森 われわれは，認知症の方に関わることのほうが多いから，こだわりや思い込

幻覚・妄想のある患者への接し方

　幻覚や妄想のある患者との付き合い方には，ちょっとした工夫が必要です．幻覚・妄想を初めから否定すれば患者の信頼は得られません．だからといって肯定すれば，幻覚・妄想をより強固なものにしてしまいます．初めは「否定も肯定もしない」という立場で患者に寄り添い，信頼関係を築くことが大切です．

　幻覚・妄想は病気の症状であり，現実とは異なります．患者自身も幻覚・妄想の世界と現実との違いに戸惑いを感じながら生活しているはずです．寄り添うことで信頼を得たあなたは，いずれ患者から悩みを打ち明けられるでしょう．そのときは「否定も肯定もしない」という原則にとらわれず，患者の病状や性格，あなたとの信頼関係に応じて柔軟に対応してください．

　患者の理解や協力が得られそうであれば，幻覚・妄想が病気の症状であること，薬による治療が可能であることを説明し，専門家の受診を促すべきでしょう．信頼できるあなたのアドバイスなら快く受け入れてくれるはずです．治療を受け，病状が安定した患者からは，「何であんなものが見えていたのだろう？」「あんなことを考えるなんて自分でもどうかしていた！」「もっと早く薬を飲めばよかった！」などの言葉が聞けるでしょう．

　重い精神疾患や認知症の患者のように，自身の病状や治療の必要性を十分に理解できない場合もあります．状況によっては強制的な方法を用いてでも病院へ連れていくことも必要です．患者は治療を受けることで幻覚・妄想による苦痛から解放され，結果的にあなたは感謝されることになるはずです．

　どうしても病院へ連れていくことができない場合，治療を受けても効果が得られない場合，副作用などから治療を断念せざるを得ない場合なども考えなくてはいけません．そういった場合には，状況を悪化させないよう気をつけ，幻覚・妄想の世界を共有しながら，気長に寄り添い援助していくことが必要となります．

（長坂 省三）

みもそのまま受け入れてしまいますよね．幻覚や幻聴のある方であっても，そのままの患者さんを受け入れていますね．

在 理 堀口　私も認知症の方に関わることが多いので，Bさんに対してもそのように対応していました．もう少し工夫をしたら生活の中で何か変えられたところもあったのではと思います．例えば，「私の時間ではないから，トイレには行けないのです」とおっしゃることがあって，「"今，行きます"と声をかけておいたから，大丈夫ですよ」と誘導していたのですが，果たして正しい対応だったのかどうか……．

医療拒否とリハビリテーション

在 看 篠原　Bさんの体力が落ちてきたときなどに，病院への受診や入院についてのお話をされたことはあったのでしょうか．

在 医 森　検査はしたかったね．私は何度も「検査をしたい」と言ったのだけれど，血液検査だけしかさせてもらえませんでした．お姉さんのいるときに採血の許可を得ても，次に訪問したときにお姉さんがいないと，拒否されることもありましたね．

在 看 松岡　全盲の方の血液検査は慎重になりますし，ものすごく神経を使いましたよね．でも，森先生は何度も検査についてお話しになられましたね．

在 医 森　やはり，手術をしたら目が見えるようになるのではないかと思ってしまいますからね．白内障だったら，手術をすれば見えるようになるわけだから．

在 看 篠原　でも，そこは頑として受け入れられなかったのですね．

在 医 森　ただ，診察しても，白内障というかんじでもなかったので，手術しても難しいかもしれないとも思いました．

　でも，全盲の方に訪問リハビリテーションを入れたのは正解だったと思います．理学療法士は動線を整えていくスペシャリストなので，全盲や弱視の方には理学療法士に入ってもらい，動線を整えてもらう必要がありますね．

在 理 堀口　Bさんの場合は，ベッド柵を手探りの目安にしてトイレまでの動線をつくり，1人でトイレに行けるようになるまで何度も何度も練習しました．動作に時間を要するので，手を貸してしまいたくなる場面もありましたが，できるだけ声かけをしてヒントを伝えながら，家屋環境をインプットできるようにリハビリテーションを実施していました．ヘルパーさんも訪問するたびに「トイレはここですよ」と声をかけてくれ，椅子に座りきりだった状態から自宅のトイレに行けるようになるまで，ADLをアップすることができました．

サービス導入への工夫

在 看 篠原　Bさんの事例は，いろいろなサービスがよいタイミングで導入されていると思いました．サービスの受け入れはよい方だったのですね．

在 理 堀口　「環境を変化させたくない」という本人・家族の思いがあったので，サービ

スの導入は消極的でした．介護用ベッドの導入を提案したときも，最初は拒否されていました．でも，布団で横になることを拒んで常に椅子に座りきりとなり，背部や殿部に褥瘡ができてしまい，さらにパンパンに腫れ上がるような浮腫も足に出てきたので，ベッドの導入を再度勧めました．ご家族も，家屋環境を変化させると本人が混乱してしまうのではないかと懸念されていたので，なるべく環境を崩さないように布団での生活に近い低床のベッドがあること，使用したくないときはすぐに引き上げることを説明して，まずはお試しからという方法で導入していきました．

　しかしベッドが入っても，Bさんは「これは私のものではないから」と言い，やはり使ってくれません．そこで，訪問時に「ちょっとベッドに横になってみましょうか」と声をかけて寝てもらい，ベッドの快適さを体験してもらうことで，だんだん使用してくれるようになりました．さらに，ヘルパーさんとやりとりしている連絡ノートに「ここで寝るとゆっくり休めるから，寝てね」と夕方に声をかけてほしいと書き込んでお願いしました．ヘルパーさんからの声かけがあると，その晩はベッドで寝てくださっていたようです．

在 ケア **浦上**　堀口さんが「ベッドを導入しないとこれ以上はどうにもならない」と判断し，導入するための働きかけをされたのだと思います．押しつけるのではなく，丁寧に「試してみよう」とお誘いし，すぐに使ってもらえなくても，訪問したときに使ってもらってよさをアプローチしたり，時間をかけてBさんに1つひとつ納得してもらいながら導入していったところがよかったですよね．

在 看 **篠原**　根気強い関わりを，チームの皆さん全員がされたのだろうと思います．本人の意向に沿って，意思を尊重しながら粘り強く関わったことが，在宅での看取りにつながったのではないでしょうか．

　デイサービスに行けたのも，よかったですね．男性だと，断固として拒否される方も多いのですが，女性ならではだと感じます．

在 理 **堀口**　体を清潔にすることに，あまり興味がない方だったのですが，環境などが整ってきたら，「髪の毛を洗いたい」などとおっしゃるようになりました．多職種の関わりで，Bさん自身の心境も変化されたのだと思います．

在 看 **松岡**　在宅ケアチームがまるで家族のように関わっていました．周りのサポートがあるからこそ，Bさんの在宅での生活が成り立っていましたね．

見 ケア **塚原**　ケアマネジャーをしていたときに，Bさんのようにこだわりが強い利用者さんを担当したことがあります．提案したことを拒否しているのに，無理やり行うことはできません．やはり根気よく説明し，受容してもらったものから導入していくしかないと思います．

在 ケア **水谷**　全盲だと，表情での感情表現は伝わりませんから，声のかけ方からBさんはいろいろと感じとられていたのだと思います．強引に何かをするのではなく，Bさんに寄り添って関わったからこそ，皆さんでまとまって，最期まで自宅で看取ることができたのですね．

地 社 **新井**　サービスの導入を拒否されている中で，ヘルパーさんに声かけをしても

らったり，理学療法士から声かけをするなど，共通目標をもって本人に納得してもらえるように連携がとれ，関われたことがよかったのではないでしょうか．

浦上 共通の目標に対してチーム全員が同じアプローチをしていくことは，在宅で支えていく上でとても大切ですが，複数の事業所で関わっているとアプローチがずれ，支援の方向性もずれてきてしまうことがあります．生活動線についてお話しされたときに「手を貸したくなっても貸さないで，時間がかかっても自分で動けるように援助していった」とおっしゃっていたのは，堀口さんもヘルパーさんも同じようにアプローチをされていたのですよね．連絡ノートを活用したり，Bさんが受け入れやすい声かけ，関わりをみんなができるように共通認識をもてたことで，タイミングよくデイサービスなどが導入できたのかなと思いました．

中山 その人のことを理解し，信頼関係をつくっていくスキルを皆さんが構築していたこと，その人がやれることを尊重して関わっていったことで，サービスがタイミングよく導入できたのではないかと思います．「全盲で何もできないのではないか」という視点での介入ではなく，その人ができることをまず尊重し，Bさんにわかってもらえる態度や行動，声かけができる方が，サービス担当者の中にいたのではないでしょうか．

伊藤 サービス担当者の中にキーパーソンがいらっしゃったのですか？

堀口 ヘルパーさんが力を発揮してくださったと思います．複数名で1日2回訪問してくださっていました．それから配食サービスもすごい方々で，食事を電子レンジで温めて，手元まで持ってきてくれていたのです．お姉さんも「この人が来てくれるから，配食サービスはやめられない」とおっしゃっていました．

伊藤 Bさんを支える雰囲気をメインでつくってきたのは，ヘルパーさんだったのですね．サービスを拒む人は多いのですが，そこをどう入っていくか．一見しつこいようでも，堀口さんやヘルパーさんが少しずつ声をかけてくれたことは，Bさん，嬉しかったんだろうな，と想像します．

全盲だからこそ「在宅」

森 全盲で一人暮らしの方は，けっこういるのではないかと思います．小野原さんと一緒に全盲の方を訪問していましたよね．理学療法士に入ってもらって，トイレまで歩けるようにしてもらったのだよね．

小野原 全盲だった上に，耳もほとんど聞こえず，閉ざされた生活をしていた方でした．デイサービスで，匂いなどで刺激を与えてくれるような関わりをしてくれ，訪問介護や訪問看護の受け入れもスムーズになりました．

森 どうやってコミュニケーションをとっていたの？

小野原 例えば体温を測るときには，体温計を手渡して「熱を測りますよ」と声をかけながら，体温計を入れるほうの肩を叩いていました．何か特別な方法を使ったわけではなかったんですけれども……．

在 医 森　認知症だったから，指文字を覚えてもらうような雰囲気でもなかったものね．
在 看 小野原　でも，在宅で看取りができましたよね．
社 田村　私も，全盲で一人暮らしの男性を担当したことがあります．やはり病院が嫌いで，注射も嫌だといって，受けていただくのに大変苦労しました．その方は，最初に入っていた在宅ケアチームとの信頼関係がうまく築けていませんでした．「家にいたいのに施設に入所させられた」「自分はいろいろなことができるのに，何もできないと思われている」と感じられたかもしれません．チームを変えたときに「この人たちが，自分を支えてくれる」と，感じてくれたようです．気持ちが通じていたから，うまくいったのだろうと思います．「身内とは縁を切っているから，連絡しないでほしい」とおっしゃって，私が第三者の保佐人（成年後見制度：保佐類型）でした．「家にいたいんだ」という本人の強い意思を，みんなで一丸となって支えていた方でした．
地 社 馬見塚　家族がまったくいない無縁の人の場合，認知力や判断力が落ちていく中で，私たちがチームを組んでどこまで支えられるか，方針の根拠を日々の関わりの中で積み重ねていく必要があると思います．以前に経験した事例が根拠となることもあるので，Bさんの事例から学んだことを生かしていくことが大切ですね．
在 医 森　ひょっとしたら，全盲の方は目が見えないので入院や入所をして環境が変わることを嫌がっていたのかもしれないと思います．家にいたほうが，勝手がわかっているし，その人らしく過ごせるのかもしれません．
在 看 中山　弱視の利用者さんで，「勝手がわかっている自宅のお風呂に入りたいから，デイサービスで入浴したくない」と言う方がいました．環境がわかっている中で過ごすほうが，安心されるのですね．
在 看 篠原　人は「できることは自分でしたい」という思いが，誰しも強いと思うのです．できないところは助けてもらわなければならないけれど，できることは自分でしたい．だからこそ，「家にいたい．この場所だったら，できることがたくさんある」と思われるのだと思います．
在 理 堀口　Bさんにはやれること，やりたいことがありました．それを「できない」と判断するか否かは私たちにかかっています．「この方は全盲だから」「この方は認知症だから」と言ってしまえば，それで終わってしまいますよね．私たちが判断を誤ってしまうと，本人のプライドを傷つけ，生活も成り立たなくなってきますから，家で生活できるかどうかを見極めることが大切だと思います．
在 医 森　Bさんの訪問診療をしていたころは，HDS-R15点のスコアはその人の意見を無視していいといわれていた時代でした．今は6〜7点であったとしても，その人の意見を尊重する流れです．Bさんにお会いしたとき，最初に「あなたが嫌がることはしません．あなたの人生は，あなたが主権者ですよ」とお話ししました．われわれの手法は「丸ごと受け入れてから，すべてを始める」というものですから．
地 ケア 富田　独居で全盲の方を支えるためには，本人に寄り添う信頼関係をつくり，本人が何を求めているかを確認して，認知症や強いこだわりがあったとしても本人

ができることは何なのかをチームでしっかり話し合い，家族とも連携をとりながら，生活に寄り添っていくことが大切なことを，あらためて学ばせてもらいました．同様のケースを担当する際には，連携をさらに強めてチーム力をしっかり保って支援に臨んでいきたいと思います．

Point

- 全盲の人だからこそ，住み慣れた自宅で過ごしたいと思われる場合がある．
- 介入初期に訪問リハビリテーションを導入し，動線を整えてもらい，転倒・転落事故が起こらないようにする．
- こだわりがあってサービスに拒否がみられる人には，在宅ケアチームが支援の方向性を共有して一丸となって関わる．
- 本人の「できること」を大切にし，信頼関係を構築していく．

●事例を振り返って●
全盲でも，こだわりが強くても，認知症があっても一人暮らしができる

　Bさんに関わったことは，非常に楽しかったです．認知症なのか，強い思い込みなのか，関わりが難しい場面もありましたが，いろいろ工夫するとそれが成果としてみえてきました．Bさんと関係を築いていく中で，受け入れてもらえていることが実感できるなど，変化が感じられました．病院が嫌いで，全盲で思い込みも強いのに，家で最期まで過ごせることは，なかなか想像ができないかもしれません．Bさんに出会わなかったら，私も全盲で認知症もあるし，「この方は絶対に施設入所」と考えていただろうと思います．在宅生活を見直す，よいきっかけになりました．

　また，リハビリテーションの幅についても考えさせられた事例でした．全身状態も含めて管理をしていたので，食事量が低下してきたときに「甘い物が飲みたい」と訴えがあれば，冷蔵庫から飲み物を持ってきて，Bさんの物であることをしっかり説明した上で飲んでもらっていました．栄養剤も飲んでもらえそうだったので，森先生に連絡して処方してもらい，Bさんが栄養剤を飲めるように家族やヘルパーにも声かけをお願いしました．訓練や筋力トレーニングも大切ですが，その人の生活に入り込んで，運動だけではなく全身のケアをしていくのもリハビリテーションであることを，あらためて実感しました．

（堀口 希美）

森先生の視点

「全盲だから施設」と周囲は思ってしまうかもしれません．しかし，本人は「全盲だから在宅」なのかもしれません．「こだわりが強いから施設」と思うかもしれないけれど，「こだわりが強いからこそ在宅」なのかもしれないのです．カンファレンスで，このことをしっかり確認できたのは，大きかったですね．

3 寝たきり独居での在宅生活をどう支えていくか?

KEYWORD 右半身麻痺　認知症　全介助　自費でのサービス利用

出席者（敬称略，順不同）※太字は事例提供者

医師 森　清，山田 浩之　**看護師** 小野原 智美，篠原 かおる，龍原 美賀，中山 美由紀
理学療法士 堀口 希美　**社会福祉士** 新井 敏文，田村 美和子，馬見塚 統子
介護支援専門員 伊藤 まり，**浦上 優子**，塚原 あづさ，橋本 裕子，水谷 邦子
介護福祉士 小笠原 こずえ，齋藤 典子　**福祉用具専門相談員** 佐藤 伸人

事例の概要

利用者	Cさん，80歳代，男性，要介護5
現病	高血圧，高脂血症，右半身麻痺，びまん性レヴィー小体病（HDS-R13点）
現病歴・経過	高血圧，高脂血症があり，内服治療を行っている（発症時期不明）．X年に脳梗塞を発症し，右半身麻痺となる．X＋12年より，訪問看護などの在宅ケアチームが介入を開始．毎年，脱水または誤嚥性肺炎で救急搬送と入退院を繰り返す．X＋14年，びまん性レヴィー小体病の診断を受ける．X＋15年に軽度栄養失調症で救急搬送されて入院し，禁食となる．医師から胃瘻を勧められるが，本人が拒否し，自宅にて経口摂取することとなって退院した．
本人像	就職を機に現住所に転入．大手企業に定年まで勤務された．真面目な性格で，両親の介護が必要になったときは，きょうだいの協力をほとんど求めず介護した．
家族構成	両親と同居していたが，両親と死別後は一人暮らし．きょうだいの世話にはなりたくないとの意向が強い．入退院時の対応などは，きょうだいが行っており，不定期に訪問もある．きょうだいはCさんが1人で両親の面倒をみて，貯蓄もしてきたのだから，本人が望む生活をしてほしいと思っている．
住宅環境	エレベーターなしの集合住宅の3階に居住．近隣住民との関係は良好．
社会的サービス	訪問診療：月2回，訪問歯科診療：月1回，訪問看護：週1回，訪問リハビリテーション：週1回，訪問薬剤管理指導：月1回，訪問入浴：週1回，訪問介護：毎日5回（朝・昼・夕，10時と15時），介護保険外の訪問介護：毎日1回（19時），配食サービス：毎日3回（毎食），福祉用具貸与（介護用ベッド，床ずれ防止用具，車いす，吸引器）
服薬（1日分）	酸化マグネシウム1包×3回（制酸・緩下薬），センナ・センナ実（アローゼン®）顆粒 1包×1回（緩下薬），L-カルボシステイン（ムコダイン）1包×3回（気道粘液調整・粘膜正常化薬），ナフトピジル（フリバス®）OD錠25mg 1錠×2回，ア

服薬 （1日分）	スピリン1錠×1回，ファモチジン1錠×1回（H₂受容体拮抗薬），アマンタジン塩酸塩（シンメトレル®）細粒10% 1包×1回（精神活動改善薬），リバスチグミン（リバスタッチ®）パッチ18mg 1枚×1回（アルツハイマー型認知症治療薬）
検査データ	総タンパク5.8g/dL，アルブミン定量3.4g/dL，総ビリルビン0.5mg/dL，AST（GOT）10U/L，ALT（GPT）7U/L，クレアチニン0.61mg/dL，eGFR 94.06，ヘモグロビン13.2g/dL
ディスカッションポイント	寝たきりの一人暮らしで，家族の支援がない状態でも本人の望む在宅生活の継続を支えるために，医療と介護はどのように連携していくか？

浦上 寝たきりの一人暮らしで在宅生活を続けていらっしゃるCさんの事例を紹介します．Cさんは，脱水や誤嚥性肺炎などで入退院を繰り返しながら自宅で生活されていましたが，軽度栄養失調症で救急搬送されて入院した際に，発熱がみられて禁食になりました．医師より「今後は胃瘻にしないといけない」と言われましたが，Cさんは「チューブを体に入れるのは絶対に嫌だ．死んでもいいから，家に帰ってご飯を食べたい」と言われ，ADLが非常に低い状態で退院されました．

　現在，医療と介護のさまざまなサービスを導入し，自宅で生活されています．きょうだいは遠方に住んでいて，高齢でもあるため不定期に訪問されるだけです．

橋本（司会） 寝たきりで一人暮らしの方なので，サービスをたくさん利用されていますね．

浦上 現在，利用されているサービスは，訪問診療を月2回，訪問歯科診療を月1回，訪問看護を週1回，訪問リハビリテーションを週1回，訪問薬剤管理指導を月1回，訪問入浴を週1回，訪問介護を1日5回，自費の訪問介護を1日1回です．

　訪問歯科診療は，今回の退院を機に嚥下や食形態の評価，口腔ケアや口腔リハビリテーションのために入っていただくようになりました．訪問介護は，脱水と低栄養を防ぐために，介護保険内で食事の時間に合わせて朝・昼・夕に入り，水分補給の目的で10時と15時に入っています．さらに，介護保険外（自己負担）で，19時にもヘルパーが訪問しています．

　福祉用具は，介護用ベッド，床ずれ防止用具，車いす，吸引器を利用しています．森先生とご相談して吸引器を置きましたが，ほとんど使っていません．

佐藤 福祉用具を担当しています．ご自宅の環境は，福祉用具に関しては整っていると思います．ご自分で寝返りが打てないので，体位交換ができるエアマットを利用し，食事の際の姿勢保持のために，背上げの角度がリモコンの画面で見られるタイプのベッドを使用しています．エアマットやベッドの使い方は，各事業所の皆さんに説明を受けてもらいました．

橋本 補足を兼ねて，質問がありましたらお願いいたします．

科学的な根拠をもって行った経口摂取への移行

在 看 篠原 現在は，経口摂取で食事をされているのでしょうか？

在 ケア 浦上 はい，経口摂取をされています．入院中に，Cさんが経口摂取への強い意欲をみせたため，病院の主治医が服薬の見直しをしてくれたり，理学療法士が安全に飲み込みができる姿勢の評価を行ってくださいました．退院する前に，現在関わっている3ヵ所の訪問介護事業所のヘルパーが病院で姿勢保持と食事介助の指導を受けました．退院翌日には訪問歯科診療で嚥下の評価を行い，安全に食べられるように口腔ケアや顔のマッサージの方法などを，3事業所のヘルパーに細かく指導してもらいました．複数のヘルパーが入っていますが，食事介助時の姿勢保持，口腔ケアなど，手技を統一して対応しています．放っておくと，口腔内の状態や発語が悪くなってきてしまうので，食事の際に喉にご飯が残らないように，飲み込みを促してもらったり，発語をしながら飲み込めているかどうかを確認したり，Cさんが大きな声で話ができるように声をかけてもらったりしています．

　退院当初は，ミキサー食を召し上がっていましたが，現在は舌でつぶせるタイプのものも食事に取り入れています．体重も増えました．

在 医 森 Cさんはレヴィー小体型認知症でときどき幻覚を見ることがあります．ドネペジル（アリセプト®）を服用してその症状が落ち着き，服用をやめていたときに食事の量が減ってきたので，リバスチグミン（リバスタッチ®パッチ）を処方したところ食欲がでて，食事の量が少し戻りました．そのころ，ちょうど訪問歯科診療にも介入してもらったので，落ち着いた状態に戻すことができましたね．嚥下指導ができる訪問歯科診療が入っていることは大きいですよね（**Column1**）．本人が「食べたくない」と言っていたころから，在宅ケアチームは「食べさせてあげたい」と思っていたので，少し食欲がでてきたところに「食べましょう」とみんなで盛り上げたのがよかったですね．

在 介 小笠原 退院されるときは，皮膚がシワシワでとても小さくて，びっくりするほどでした．1食200kcalのお弁当を3食召し上がっています．1日の摂取エネルギーは600kcalほどですが，体重が増えてしわも伸びました．

在 ケア 水谷 「胃瘻にしない」と決められたとき，胃瘻にしないとどうなってしまうのかもCさんは理解されていたのでしょうか？

在 ケア 浦上 理解されていました．病状説明に立ち会ったとき，主治医から「胃瘻にしないといけない」と言われましたが，Cさんは「チューブを体に入れるのは絶対に嫌だ．死んでもいいから，家に帰ってご飯を食べたい」とはっきりおっしゃいました．それを聞いて，医師も対応してくださったのです（**Column2**）．

在 看 小野原 「胃瘻にはしたくない」と本人が思っていても，実際には胃瘻を入れて生活することになってしまう人が多いですよね．Cさんの場合は，表出された思いを在宅ケアチームが科学的な根拠をもって受け入れたことがよかったのではないかと思います．訪問歯科診療で嚥下や食形態を評価し，訪問リハビリテーショ

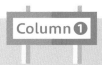

在宅で摂食嚥下リハビリテーションを導入するには？

　訪問診療で嚥下指導ができる医療機関も増えてきました．一方でどこに依頼したらリハビリテーションにつなげることができるか，これは意外と難しい問題です．かかりつけ歯科があればまずはそこに相談してください．地域の歯科医師会や行政での相談窓口と連携がとれる場合があります．また，以下に嚥下リハに対応できる医療機関をリスト化したホームページを紹介しますので，そちらから検索すると便利です．

　「摂食嚥下関連医療資源マップ」（http://www.swallowing.link/）は，全国の摂食嚥下リハに対応できる医療機関のリストとその訪問できる圏域をマップでわかりやすく載せています．訪問歯科だけでなく病院・診療所なども掲載されています．嚥下障害があっても外食ができる場所を探せるようにレストラン情報もあるのが便利です．「PDN：Patient Doctors Network」（http://www.peg.or.jp/pdn/）は摂食嚥下リハを行っている医療機関の一覧だけでなく，胃瘻造設ができる医療機関の一覧があり，栄養方法全般についての情報提供を行っているのが特徴です．「食べるを支える」（https://www.shokushien.net/）は嚥下調整食が検索できます．嚥下調整食が地域のどこで販売されているか，宅配食事業者を調べることもできます．その他，医療ソーシャルワーカーを通じて言語聴覚士のいる訪問事業所を探してもらう，日本言語聴覚士協会のホームページで施設検索する，日本摂食嚥下リハビリテーション学会の認定士に在宅の患者に摂食嚥下リハを導入できるように相談するなども有効な方法の1つです．

〈元橋 靖友〉

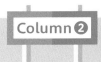

「死んでもいいから家に帰りたい」と言った方へのケアの方向性は？

　「死んでもいいから家に帰りたい」と言ったCさんに対して，「でも，死なせない」と在宅ケアチームがアプローチしていったことで，Cさんはどんどん回復されていきました．利用者が「死んでもいいから帰りたい」と言うと，その人の人生の終末期ケアを行っていく方向に転びかねません．Cさんをいかに生かすかという視点をもって，訪問歯科診療で嚥下を評価して，多職種で口腔ケアに取り組んで食べることができるようになり，徐々に訓練を始めて低血圧も改善していきました．「死んでもいい」と言ったCさんが退院して自宅に帰ることが決まったときに，在宅ケアチームがした「その人を支える覚悟」が看取りの方向を向くのか，ADLを上げて生活改善を目指す方向を向くのかで，本人の今後はまったく変わってきてしまいます．

〈篠原 かおる〉

ンで食べやすい姿勢とその保持を検討して共有するなど，段階を追って「食べる」ことにたどりついています．そして，嚥下をよくして食べる機能を保つために，日々の清潔ケアや排泄ケアをきちんと行って，全身状態を高めたことも経口摂取につながったのではないでしょうか．

本人のしたいことを支えるための関わり

在 ケア 橋本 日中は，テレビを見たり，ラジオを聞いたりするなど，何か楽しみにされていることはあるのですか？

在 ケア 浦上 テレビは見ていて，見たいときは「つけて」とおっしゃるし，見たくないときには「消していって」と指示されます．プリンやヨーグルトなど，食べたい物をそろえていて，飲み物もいろいろ取り寄せています．購入するときは，ご本人に「どれにしますか？」とうかがって，ご自分で選んでいるそうです．

在 介 齋藤 意思表示がきちんとできて，はっきりおっしゃいますよね．

在 ケア 浦上 Cさんはデイサービスがお好きで，いまもときどき「行きたい」とおっしゃいます．でも，エレベーターなしの集合住宅の3階にお住まいのため，階段の上り下りが難しく，実現できていません．

在 福 佐藤 階段昇降機も試してもらいましたが，古い集合住宅で階段の踊り場が狭くて設置スペースがぎりぎりで操作も難しく，導入できませんでした．ただ，最近は扱える機種が増え，コンパクトなものもありますので，試してみることができるとよいと思います．

在 介 齋藤 最近は，「家の生活に飽きたからショートステイに行きたい」とも話されています．階段昇降機が利用できるのであれば，デイサービスに行っていただきたいですね．

病 医 山田 例えば，公園などのデイサービス以外の場所に本人が行きたいと言った場合，サービスを加えるなどして実現することはできますか？

在 ケア 浦上 民間救急の介護タクシーを利用して自費で訪問介護を利用すれば，外出することは可能です．今は階段昇降機が使えないので，2人がかりで簡易担架を使って1階におろすしか方法がありません．

そのほかの楽しみとしては，Cさんはとてもおしゃれな方で，「毛染めをしたい」とおっしゃいます．訪問美容師と訪問入浴のスタッフに相談をして，毛染めの後に訪問入浴が入って洗髪ができるように調整しました．Cさんはとても満足されていましたよ．

在 看 篠原 Cさんは，経口摂取ができるようになるなど，生きていくために必要な基本的な欲求が満たされ，生きるか死ぬかの場面を乗り越えて元気になったので，「デイサービスに行ってみたい」と希望がでてきたのでしょうね．Cさんが「これがやってみたい」と希望をおっしゃって，その実現に向けて在宅ケアチームが支えていかれている，CさんがCさんらしく生きるための支援をされていますね．

地 社 **馬見塚** NPO法人自立生活センター・東大和*では，障がいをもつ方が24時間の支援を受けながら海外旅行をされるなどのサポートを行っています．Cさんがこれからも在宅で生活され，楽しみを広げていくために，障害福祉サービスの情報を提供するなどのこともできたらよいですね．

医療と介護の連携は？

在 ケア **橋本** サービス間での情報共有は，どのようにされていますか？

在 ケア **浦上** ふだんの状況を共有できるようにノートを活用しています．ヘルパーはもちろん，訪問看護師や訪問入浴のスタッフにもみていただいています．

　Cさんに関わる在宅ケアチームは，連携がとてもうまくいっています．ヘルパーから血圧のことなどで私に連絡が入ったときは，すぐに訪問看護師やクリニックの森先生にご連絡しますし，ヘルパーから訪問看護師に直接連絡が入ることもあります．連絡ルートがきちんとできているので安心です．

　訪問看護師は本人の状態をとてもよく把握してくださっています．Cさんは，起立性低血圧でベッドを背上げしただけで血圧が下がり，訪問すると意識喪失されていることもよくあり，すぐに訪問看護師に連絡して森先生に相談してもらっていました．その結果を必ず介護職にフィードバックしてもらうなど，医療と介護の連携がとれるように気をつけてもらっています．

在 医 **森** 意識喪失時マニュアルをつくって，訪問したときにCさんがどのような状態だったかによって，誰に連絡をしたらよいのかを明らかにしてきましたね．当初はよく意識をなくしていたけれど，最近はなくなってきたね．

在 理 **堀口** これだけたくさんのサービスが入っていると，介助方法や姿勢保持を統一することはすごく大変だと思います．施設でも，このように多くの人が関わる場合では，統一が難しいのではないでしょうか．1日6回別のヘルパーが訪問している状況で，対応を統一するための努力がよくわかります．連携をする上でお手本となる事例ですね．

いくらあれば，寝たきりで一人暮らしができるのか？

地 社 **馬見塚** どれくらいのお金があると，これだけたくさんのサービスを使えるのでしょうか？

在 ケア **浦上** 具体的な金額は申し上げられませんが，保険外の利用もあり，かなりの金額が毎月かかっています．

＊ **自立生活センター** 自立生活支援センターは障害者の自立した地域生活を支援するために全国に展開されている障害者福祉サービスを提供する事業体である．運営委員の過半数と事業実施責任者を障害当事者が担っており，障害者自身がサービスの利用者から担い手に代わっていくことで，必要なニーズを把握・提供し，重度障害者の自立を可能としている．

伊藤　だいたいでけっこうですが，介護老人保健施設に入所するのと同じくらいかかっているのでしょうか？

浦上　それよりはかかっています．

馬見塚　支払いはどうされていますか？　銀行などに預貯金を下ろしに行けたりするのでしょうか？

浦上　支払いは，すべて口座引き落としで，お金を下ろす際は，ご自分で郵便局に行かれています．介護タクシーで郵便局に行くと，郵便局員が車の中まで来てくれて，本人確認をして金額を聞き，同行したヘルパーが本人から通帳と印鑑を預かって郵便局に入り，お金を受けとります．

森　そのようなきめ細かい対応も，郵便局はやってくれるのですよね．以前，5,000円ほどの訪問診療と訪問看護の費用が支払えないという寝たきりの一人暮らしの方がいらっしゃいました．「郵便局にお金を下ろしにいけないのです」とおっしゃったので，私は郵便局に手紙を書きました．すると，その方のご自宅に郵便局員2名が来てくれ，本人の許可をもらってお金を下ろし，現金を届けてくれました．これから，このようなサービスはますます必要になると思います．Cさんのサービスの利用料は，年金の範囲内でおさまっていますか？

浦上　もっとかかっています．株の配当金などがあるので，貯金を取り崩してはいません．

　本来でしたら，認知症がありますし，成年後見制度を導入すべきなのですが，Cさんが拒否されています．Cさんの意思を尊重するのか，成年後見制度の導入を進めてしまうのか，支援者としてどこまで立ち入るべきかを悩んでいます（Column3）．

　Cさんは，ご自分で「お金がある」などとは決しておっしゃらない方です．これまで切りつめた生活をしてこられたので，出費はかなり渋ります．寝たきりになるまでは，介護保険の限度額内でのサービス利用でした．今回の退院のときに，自費でのサービス導入を提案した際には「今がイザというときですよね？」と確認しましたよね．

齋藤　「このときのためにためていたんだ」とおっしゃいました．

堀口　在宅で利用者さんに関わっていると，単位数が足りなかったり，お金がないので，サービスを導入したいけれどできないことで悩むことが多いです．サービスがこれだけ導入できれば，寝たきりの方でも余裕をもって家に帰れると思うと，今の介護保険では足りない部分がたくさんあるのだなと感じますね．

森　昔は，医者と芸者はあげるものという言葉があったくらい，家で医療を受けるのはお金がかかることだったのだけれど，今は庶民でも利用できるようになってきました．これからは，もっと在宅医療が利用しやすくなるように時代が変わっていくはずです．われわれはそれを信じて真面目にやっていけばよいのではないかと思います．

　橋本さんも，一人暮らしの男性の方を担当されていますよね．紹介してもらえ

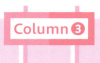

成年後見制度

　判断能力が低下した人の資産を守るために成年後見制度はあります．大切に守ってきた資産が無防備な状態にさらされないようにしっかり守って管理する，そしてその資産を本人のために有効活用するための仕組みでもあります．この制度の利用に至るには，信頼関係が構築された関係機関の方々の支援，協力が重要です．大切な資産を人に託すことへの不安，申し立てに至るまでの煩雑な手続きなどが敷居の高さとなっているようです．

　成年後見人はほとんどの代理権，取消権を有しますが，本人の判断能力の状況によって保佐類型，補助類型があり，必要最低限の代理権を本人とともに話し合って設定します．本人の意思を尊重して自己決定を優先させるための支援の方向性等，悩ましい課題です．代理権を付与された後見人が本人の意思を尊重した関わりをしなければ，守るための仕組みが逆に権利侵害になってしまう可能性すらあるのです．ですから，選任された後，成年後見人（または保佐人，補助人）が関係機関と連携することは必須です．本人の望む生活，自己決定を尊重した関わりを在宅ケアチームの一員として担う必要があると感じるからです．

（田村 美和子）

ますか？

橋本　70歳代で後縦靱帯骨化症，多発性脳梗塞，頸椎症性脊髄症で要介護3のDさんのケアマネジメントを担当しています．Cさんのように寝たきりではなく，家の中でゆっくり移動ができている方です．1日に1回は，訪問介護や訪問看護，訪問診療などが入るようにケアプランを立てています．

　年金などを合わせて月20万円ほどの収入があり，預貯金も400万円ほどあるので，お酒を飲んだり，タバコを吸ったりと，好きなように過ごされています．以前，知人に家と土地を狙われてしまって大変なことになりましたが，司法書士に入ってもらい，遺言書の作成や死後事務の契約をしています．成年後見はまだ保留の状態です．

森　預貯金がいくらあったら，要介護状態になっても在宅で一人暮らしができるのかは，皆さん気になるところだと思います．とりあえず，預貯金が400万円あって，月に20万円ほど収入があれば生活できるのですね．

橋本　いくらあれば生活していけるかは，その人にもよるのではないでしょうか．それまでの生活の中で，慎ましく生きてきた方は要介護状態になっても慎ましく生きていくと思いますし，お金を使われてきた方は同じように生きていかれるのだと思います．お金はあったほうがよいとは思いますが……．また，今後は自己負担割合が増えるかもしれません．

浦上　皆さん，お金のことが気にされるようですが，人柄など，Cさん自身の魅力があるからこそ，支援者たちが支えていきたいと思い，連携してよいチーム

でやっていけているのだと感じています．齋藤さんは，ずっと関わっておられてどうですか？

在 介 齋藤 Cさんとはしっかりコミュニケーションがとれていて，関わるヘルパーは皆，楽しく訪問しています．言葉数は少なくても，「ありがとう」などと感謝の言葉をいただきます．また，とても素直でいらっしゃって，口腔ケアのためのマッサージや体操も，まったく拒否がありません．

在 ケア 橋本 Dさんも感謝の気持ちを忘れておらず，ヘルパーさんに「ありがとう」と伝えておられます．コミュニケーション能力も，やはり大切ですね．

在 医 森 CさんやDさんのお宅に訪問すると，よくヘルパーさんと出会うのだけれど，皆さん本当にいきいきと働かれていますよね．「苦労していないの？」と聞くと，「いや，全然ですよ」とおっしゃるので，こちらも励まされますね．

なぜ重度の人を支えていけるのか？

在 医 森 Cさんは要介護5で，ADLが非常に低くて寝返りも打てないような方です．認知症も重度で，初診時のHDS-Rは5点ほど．先日，ケアマネジャーの前では13点でした．学生さんや，訪問診療を始めて間もない医師が見ると「このような方が家で生活できるのか」と，非常に強いインパクトを与えます．そのような人を家に帰そうとは，病院や施設の人は思わないのではないでしょうか．小笠原さんはどうしてCさんが一人暮らしができているのだと思われますか？

在 介 小笠原 何らかのサービスが，終日ずっと入っているからだと思います．ヘルパーだけでも，朝8時に食事介助に入り，10時に水分補給，お昼ごろに食事介助，15時に水分補給，17時に食事介助，19時に就寝準備に来ています．その間も，訪問診療や訪問歯科診療，訪問看護，訪問入浴などが入りますからお昼寝もできない状態で，「誰かがいつも来てくれるからね．忙しいよ」とおっしゃっています．21時ごろから翌朝8時ごろまでは誰も入りませんから，Cさんはその時間帯が一番ゆっくり休めるのだと思います．

在 ケア 浦上 Cさんは，一人暮らしに対しての決意がすごく固い方です．これまでの入退院の際も，退院時は，病院で「このまま施設入所をして，最期を迎えるだろう」という見立てをされて高齢者ケア施設に入所するのですが，本人が「帰りたい」と強い意思を見せるので，相談員から「家に帰りたがってしょうがないので，何とかしてください」と電話がかかってくることを繰り返しています．

　以前，お元気で歩行できていたときは，サービスを手厚く入れていなかったため，介護保険の限度額内で1日3回訪問介護が入るだけでした．そのころ，夜，ポータブルトイレに移ろうとして転倒し，翌朝訪問介護が入るまで尿まみれで倒れていたことがありました．「大丈夫でしたか？」とうかがうと，「朝になれば誰か来ると思ったから待っていたよ」とおっしゃったのです．ご自分でその生活を選んでいるから不満がなく，心細さを訴えることもありませんでした．強い心構

在/ケア **橋本** Dさんも，1人で生活することに固い意思をもっておられます．歩行が可能といっても，体はあまり動かないので，家の中で転ぶことがあります．自力では起き上がれませんから，そういったときは誰かが来るまでそのまま待っておられるのです．それに対しても「大変だった」とは言われません．

地/社 **新井** 本人が「家に帰りたい」と強く希望されていて，まったくぶれずに意思を述べられている．それを皆さんが理解されて，どうやって生活していこうかと，前向きにとらえて一生懸命に支えられていますね．

社 **田村** 「家で暮らしたい」という本人の意思，強い思いがあったからこそだと感じます．私が保佐人（成年後見制度：保佐類型）として担当した一人暮らしの方も，周りの関係者は「施設でないと難しいのでは……」と施設入所を勧めましたが，本人が「どうしても家に帰りたい」とおっしゃいました．「どうしても」と強い希望があったので，みんなで在宅生活を支えることになりました．

　でも，「どうしても家で」という希望は，家族がいないから言えたのかもしれない．子どもや配偶者等家族がいると，「これ以上，家族に迷惑をかけられないから」と諦めたり，または家族の希望で入所する方もいらっしゃいます．Cさんは，関わることができる親族がいなくて，1人だったから「家に帰りたい」と言えたのかとも思います．

見/ケア **塚原** Cさんのごきょうだいが，Cさんの意思をきちんと理解して寄り添い，サポートされていることも大きいと思います．なかなか受容できないケースもありますから．

在/看 **龍原** ここまで本人が意思を貫いて，我慢できるところは我慢して，それを守られていることをうかがうと，本当にレヴィー小体型認知症なのかなと思うほどです．ご自分の理性が保たれていますよね．

在/医 **森** 意思は明確ですが，ときどきエアコンから子どもが出て，楽しく踊っている幻覚が見えるそうです．

在/介 **齋藤** 「それは見事な踊りなのだよ」とおっしゃっています．

在/看 **龍原** 幻覚も楽しめているのですね．幻覚が怖いから嫌がったり，気落ちしてしまう方もいらっしゃいますが，むしろ楽しんでいるというのは，性格によるものなのでしょうか．

在/ケア **橋本** いろいろな職種の方が集まって，医療，介護，福祉の視点から意見をうかがえ，参考になりました．Dさんがもし寝たきりになったら施設入所となるのだろうか，と考えていたのですが，Cさんのように重度の方でも家で最期まで生活ができることがわかり，本人の意思を尊重しなければならないと，あらためて実感しました．Cさんの事例を励みにしていきたいです．

Point

- 訪問歯科診療で嚥下や食形態の評価，口腔ケアを行い，訪問リハビリテーションで食べやすい姿勢保持を検討するなど，多職種で取り組んだことで経口摂取ができるようになった．
- 体調や生活を整えていくことで，本人の意欲を引き出し，本人らしく生きるための支援を行っている．
- どれくらいのお金があれば寝たきりでも一人暮らしができるのかは，その人の生活の仕方による．介護保険サービスの利用だけでは，生活を支えることは難しいため，自費でのサービス利用が必要となることがある．

●事例を振り返って●
条件が整っているから在宅療養ができる

　似たようなケースがあっても，Cさんと同じようなことができるとは思いません．Cさんだからこそ，今のケアができているのだと思います．医療と介護の連携がうまくいっていること，本人・家族はもちろん支援者全員が「在宅での生活を続ける」という1つの目標に向かい，同じ方向を向いていること，お金の心配がないことなど，在宅で一人暮らしをするための条件がすべて整っているから，Cさんの望みを実現できているのです．　　　　　　　　（浦上 優子）

森先生の視点

寝返りが打てないほどADLが低くて認知症も重度の方に，施設でも病院でも在宅療養は無理だと判断された中，本人の「家に帰りたい」という望みを大切にして関わった事例です．おそらく病院や施設では，その思いが実現できる様子を想像できなかったのではないでしょうか．そういった意味では啓発的な事例だと思います．お金の大切さ，摂食・嚥下の支援の大切さ，一人暮らしだからこそ家に帰ることができたのかもしれない，という視点を確認できました．

4 妻の入院中と死後の一人暮らしを支える在宅ケア

🔑 KEYWORD　妻に先立たれた男性　一時的な一人暮らし中の支援　グリーフケア

出席者（敬称略）※太字は事例提供者

|医師| 森 清　|看護師| 小野原 智美，篠原 かおる，中山 美由紀　|保健師| エアーズ 緑
|理学療法士| 堀口 希美　|社会福祉士| 新井 敏文，小林 梢恵，田村 美和子
|介護支援専門員| **伊藤 まり**，浦上 優子，富田 明彦，水谷 邦子
|介護福祉士| 島村 和子　|福祉用具専門相談員| 守屋 祐毅

事例の概要

利用者	Eさん，80歳代，男性，要介護1
現病	心筋梗塞，心不全，多発性脳梗塞，閉塞性動脈硬化症，糖尿病，認知症
現病歴・経過	50歳代で心筋梗塞を発症後，多発性脳梗塞，閉塞性動脈硬化症，糖尿病となり，通院治療を継続．軽度認知症がある．足腰のしびれにより，長距離歩行は困難．X年，妻の介護用ベッド導入のため，地域包括支援センターより依頼を受けて関わりが始まる．X＋1年，Eさんが要介護1となり，訪問診療，訪問看護，訪問リハビリテーション，訪問介護を導入．X＋2年Y月，妻が救急搬送され入院．肺炎と診断されて禁食となったが，胃瘻造設を拒否．妻の「家に帰りたい」という訴えと，夫（Eさん）の「妻を連れて帰りたい」との希望を受け，Y＋1月，妻が自宅へ退院．Y＋2月，妻が永眠され，数日後に心配してEさんの自宅を訪ねた妹が，亡くなっているEさんを発見した．
本人像	会社を定年退職した後，自宅で妻と絵画教室を営む．
家族構成	妻
住宅環境	一軒家
社会的サービス	訪問診療：月2回，訪問看護：月1回，訪問リハビリテーション：週1回，訪問介護：週2回，福祉用具貸与（玄関の手すり）
服薬（1日分）	アロプリノール100mg 1錠×1回（高尿酸血症治療薬），フロセミド（ラシックス®）錠20mg 1錠×1回（利尿降圧薬），スピロノラクトン（アルダクトン®A）錠25mg 1錠×1回（利尿降圧薬），シルニジピン（アテレック®）錠10mg 1錠×1回（降圧薬），アスピリン錠 100mg 1錠×1回（抗血小板薬），センノシド（プルゼニド®）錠12mg 1錠×1回（緩下薬），ゾルピデム酒石酸塩OD錠5mg 1錠×1回（入眠薬）
検査データ	アルブミン3.7g/dL，AST（GOT）16U/L，ALT（GPT）11U/L，トリグリセリド

223mg/dL, HDL-コレステロール42mg/dL, LDL-コレステロール145mg/dL, 尿素窒素16.3mg/dL, クレアチニン0.67mg/dL, 白血球数6190/μL, 血色素量14.3g/dL, BNP201.2pg/mL, 血糖129mg/dL, HbA_1c 6.3%

ディスカッションポイント
① 妻の入院中に，一人暮らしとなる夫をどのように支えていくか？
② 妻を失った後，一人暮らしとなる夫をどう支えるべきだったか？

妻の入院中の対応

小林（司会） 事例の紹介をお願いします．

伊藤 要介護5の奥さまを介護されていたEさんの事例です．ケアマネジャーとして，Eさんと奥さまのケアプランの作成とサービスの調整を担当しました．

ディスカッションポイントは，奥さまが入院中に一人暮らしとなった夫をどう支えていくか，奥さまが亡くなられた後に一人暮らしとなった夫をどう支えるべきだったかです．Eさんは，奥さまが亡くなられてから数日後に，ご自宅で亡くなっているのが発見されました．Eさんは絵画教室をずっと続けておられましたし，「いつか個展を開きたい」と夢を語っておられ，絶対にその先があると思っていました．奥さまの死後にEさんをどう支えるのかという点では，ご葬儀を終えてからあらためてサービス担当者会議を開き，再構築しようと考えていた矢先の突然の訃報でしたので，大変ショックを受けました．

Eさんとの最初の関わりは，地域包括支援センターのエアーズさんから「奥さまの介護用ベッドを導入してほしい」と紹介を受けたことがきっかけでした．

エアーズ 奥さまの状態が悪くなり，介護用ベッドの導入時に訪問しました．そのときのEさんは奥さまのことを常に心配され，バス停で偶然お会いしたときに涙されていることもありました．奥さまのことで何かがあると，常にオロオロされていたご様子でしたね．

伊藤 その後，奥さまは一度入院されましたが，数ヵ月で退院し，2人とも安定して過ごされていました．Eさんに軽度の認知症の症状が出始めたため，要介護申請をして要介護1となり，訪問診療，訪問看護，訪問リハビリテーション，訪問介護を導入しました．数年後に奥さまが肺炎になって病院に緊急搬送され，奥さまとEさんの強い希望で退院し，自宅で看取りとなりました．

奥さまを自宅で看取ることができたのは，Eさんと理学療法士の堀口さんとの関係があったからこそだと思います．堀口さん，そのあたりのことも含めて，お話しいただけますか？

堀口 奥さまが肺炎で入院されて看取りの時期が近づいたとき，Eさんのリハビリテーションのために訪問すると「まだ誰にも言っていないけれど，最期は自分たちが建てた家で看取りたいんだ．俺には無理だって言われるし，自信はないんだけど，どうしてもかなえたい」と切々と訴えられました．そこで，伊藤さんに相

談して，奥さまが退院できるように手順を踏んで進めることができました．

　もし，Eさんに訪問サービスが入っていなければ，奥さまが入院して1人になったときの不安や思いを聞きとる機会はほとんどなく，思いをかなえられずに病院で奥さまを看取ることになったのかもしれません．いろいろなサービスがすでに入っていて信頼関係もできていたからこそ，奥さまが家に帰ってこられたように感じました．

在 ケア **伊藤**　堀口さんからお話を聞いて病院にうかがうと，Eさんからは「家に連れて帰りたい」と訴えがありましたが，奥さまの妹夫妻は「Eさんが家で介護をするのは難しい」と反対されていました．Eさんには認知面での衰えもありましたし，実際に介助するのは難しいのでは，と思われていたのです．そのために，病院での病状説明の際に，Eさんは「余命が少ないのであれば自宅でみたいけれど，はっきりしないのならばこのまま病院でも仕方がないのかな」と心が揺らぐ場面もありました．

　しかし，その数日後，堀口さんや私に「本人がどうしても帰りたいと言うんだ」とEさんからお話がありました．「飲み食いもできない，ほとんど話すことができないのに"帰りたい"とだけは言うんだよ．もうこれ以上，あいつに頑張れとは言えない．どうしても連れて帰りたい」と訴えられ，奥さまに「帰りたいですか？」とうかがうと，「お願いします」とおっしゃいます．そこで，堀口さんを通して，病院の退院調整看護師にお願いし，退院が決まりました．

在 福 **守屋**　福祉用具専門相談員として，奥さまのベッド導入時からずっと関わりました．Eさんは，奥さまをとても愛されていて，大事にされていましたよね．退院前カンファレンスで，Eさんは「俺がみてやりたいんだよ」と涙しながら強い意思を示しました．その強い意思に心打たれて，みんなで力を合わせて全力でサービス提供をしていきました．

在 介 **島村**　訪問介護はその方の生活を整えることがベースにあります．Eさんは何でもご自分でやると言われていましたが，ある夏の日に，電柱にもたれかかって顔を真っ赤にして動けなくなっているEさんをお見かけしました．自身のもつ病が徐々に悪化し，身体機能が低下していたことがよくわかりました．日常生活でも，できないことが増えてきた現実がありました．

　そのようなEさんが，吸引の必要な要介護5の奥さまを家に迎えたいという大きな決断をされました．生活や吸引での不足部分を補い，私たちはEさんご夫妻に全力を尽くしました．

地 社 **新井**　妹夫妻が退院に反対していたとのことですが，それはどのタイミングで変化したのでしょうか．

在 ケア **伊藤**　一番最後に「どうしても帰りたい」と奥さまとEさんがおっしゃったときですね．ご夫妻の気持ちの強さに根負けしたのでしょう．退院前カンファレンスのときには，妹さんも「2人が"帰りたい"と言うので，私が支えます」と涙ながらにおっしゃって．帰ってからは，とても頼りになる存在でした．

妻の在宅看取りとEさんの死

伊藤　退院前カンファレンスでは，中心静脈栄養の管理と吸引の体制がとれなければ帰れないことが話され，ヘルパー（朝・夜），看護師（午前中），理学療法士（夕方）で1日4回の吸引体制をとることになり，奥さまが亡くなるまでの数日間はこの体制で実施しました．

堀口　介護保険でリハビリが入るのは1週間に120分までという縛りがあるので，週6回にわけて1回20分で訪問しました．ほかの時間帯に入る他職種に，状態を必ず報告するなど，ICT（カナミッククラウドサービス）も使って連携がよくとれていたので，Eさんも安心されていたのではないかと思います（**Column1**）．

篠原　奥さまの訪問看護に入っていたので，Eさんの訪問看護も担当しました．奥さまの退院後に訪問するとEさんが薬を飲んでいなかったことがありました．「薬を飲まないと」とお話しすると，「妻が死んだら，もう生きている意味はない．薬を飲む意味もないのだよ」とおっしゃったんです．「奥さまを支えるためには，ご主人が体調を整えることが大切ですよ」とお声かけし，服薬してもらいました．

伊藤　退院して数日後に，奥さまが永眠されました．ご葬儀が終わるまでは，準備等で慌ただしく過ごされていたので，在宅サービスは入っていませんでした．

Column❶ ICT

　地域包括ケアシステム構築のために，医療および介護が，切れ目なく，一体的，効率的に提供される必要性が高まっています．今後，地域の医療機関や介護事業所による迅速かつ適切な利用者情報の共有・連携を推進するために，情報通信技術（ICT）の活用が期待されます．

　「ICT」とは，information and communication technologyの略で，IT（information technology：情報技術）という用語に，通信（communication）を加えた言葉です．ICT機器は，パソコン，スマートフォン，タブレット，スマートウォッチ，活動量計など多岐にわたり，導入にはセキュリティーが重要視されます[1]．

　東大和市では，2016年度から東大和市医師会が推奨する，インターネットを活用した「カナミッククラウドサービス」というクラウド型情報共有システムを導入しています．システム内では，医師の主導で参加者を限定し，リアルタイムな多項目サマリーやバイタルサイン，生活状況，創部の写真などの情報を気軽に投稿し，共有しています．これらの情報共有は，在宅療養生活の質を維持し，特に一人暮らしの方への活用性は高いと考えます．

（中山 美由紀）

参考文献
1）厚生労働省：医療情報システムの安全管理に関するガイドライン．第5版．2017．
https://www.mhlw.go.jp/stf/shingi2/0000166275.html（2018年12月14日閲覧）

在 医 **森** ご葬儀の翌日，Eさんが自宅で亡くなっているのが妹によって発見されました．Eさんは心不全で，塩分を減らすことを徹底的に指導されていましたが，お葬式で食事をかなり食べたそうです．減塩ではない食事をたくさん食べたので心臓に負担がかかり，翌日，自宅で亡くなられていました．よかったねと言ってよいかどうかわからない，複雑な気持ちがあります．

妹が119番に通報し，亡くなっていたために警察が呼ばれましたが，事件性がなかったので私に連絡があり，死亡診断書を書きました．死因は心不全です．

在 看 **篠原** Eさんは，お葬式のときに，お酒も飲まれていたようです．お葬式の晩は，本当は妹の家に泊まる予定でしたが，Eさんは自宅へ帰られました．その晩，1人で何をお考えになっていたのかはわからないけれど，奥さまと暮らした家で最期のときを過ごしたかったのかなと，思うしかないですよね……．

本来ならば，このような場合は検死になるのですが，Eさんに訪問診療が入っていたことで，最終的に検死（Column2）にならずに森先生に死亡診断書を書いていただくことができたことは本当によかったと思います．エンゼルケアは訪問看護が行いました．介護を頑張って奥さまをしっかり見送ったEさんのお体をずっと関わってきた看護師がきれいにすることができ，Eさんと奥さまへの手向けになったのではと感じています．

検死となる事態を予防する意味とは

　自宅で亡くなった場合，かかりつけの医師の診察を24時間以内に受けており，診察に関連した病気が死因であれば，医師による死亡診断書の交付が可能です．一般的には，24時間以上を経過していても死後にあらためて医師が故人の体を診て，これまで診察をしてきた病気で亡くなったのだと確認できれば，やはり死亡診断書を作成することができます．しかし，それ以外の状況で死亡した場合は警察に連絡しなければなりません．警察は死因や身元，身体的特徴を記録するために死体検分を行います．

　死体検分をするときには，冷たいビニールシートの上でご遺体を全裸にし，全身をつぶさに調べます．そして，過去にさまざまな犯罪があったように保険金や資産などがどうなっているかも調べます．遺族や問い合わせを受けた人は，自分が犯人になっているような負のイメージを抱かれることもあります．

　検死となった場合，在宅療養を支援してきた看護師が家族や知人とともに温かいタオルでご遺体をケアする機会を奪われてしまうのです．家族や知人とともに行うエンゼルケアはのちにグリーフケアにもつながります．

　訪問診療を導入するタイミングを支援することや，かかりつけ医と連携を密にとり検死となる事態を予防することは，訪問看護師の重要な役割であると考えます．

（篠原 かおる）

思いをかなえるための支援

地 保 エアーズ ご夫婦で介護サービスを受けられていて，一方は要支援，一方が要介護の場合はケアマネジャーが異なってしまい，なかなか連携が図れなくなります*．Eさんの場合は，奥さまと同じケアマネジャーで，サービスも入っていた．もし，Eさんにサービスが入っていなければ，在宅ケアチームの目が奥さまに集中してしまい，Eさんの気持ちがくみとれなかったのではないかと思います．

在 看 小野原 奥さまの主介護者であるEさんという視点でみたときに，大変な状況の中でEさんが奥さまの思いをくみとり，さらに在宅ケアスタッフがくみとれた点は，劇的でした．Eさんにとってはすごく満足だったのではないかと思います．Eさんを患者という視点でみたときには，奥さまのことに夢中になってしまい，無理をした部分もあったのかもしれませんが……．

社 田村 傾聴ボランティアが入っていた方で，似たようなケースがありました．奥さまを介護されている旦那さまが「自宅で看取りたい」とおっしゃっていたのですが，支援者は遠方に住む息子さんをキーパーソンとし，その息子さんの意見にしたがって，旦那さまに知らせずに奥さまを入院させてしまいました．旦那さまは「僕の知らない間に入院することになってしまった．最期のお別れができなかったのだよ．心が痛い」とずっとおっしゃられていました．Eさんは，思いを拾ってくれる方がいて，とてもよかったと思います．

在 ケア 浦上 もし，奥さまが病院で亡くなっていたら，悔いを抱えながら生きていくことになられたのだろうと思います．実際にそういう方を知っていて「家に帰りたいという思いをかなえてあげられなかった」と，後悔の気持ちが何年たっても癒えないのです．長い年月を一緒に過ごしてきたご夫婦の思いをかなえて，悔いをなるべく残さず，それぞれの人生の終末期のお手伝いがいかにできるかが，私たちに求められていると思います．「危ないから施設に」「もう在宅は無理だから入院ね」と言ってしまうのは簡単かもしれないけれど，思いをくみとってチームをつくっていくことはすごく大切な役割だと思いました．

　ただ，「家に帰りたい」と言って退院・退所したけれど，実際に1人で暮らすと寂しくて病院や施設に戻っていかれる方もいらっしゃいます．一度家に帰ってきて，自分がダメだと納得して病院や施設に戻るのと，帰りたいと思いながら病院や施設で最期を迎えるのでは，本人の気持ちのもちようは違うのではないかと思います．

在 ケア 水谷 チームワークが素晴らしかったと思います．主役は本人ですし，一緒に生活してこられたご夫婦を，在宅ケアチームみんなで寄り添って支えられました．Eさんは最期の数日間は1人でしたが，温かい皆さんと奥さまを看取ったという気持ちの中で過ごされたのではないでしょうか．

＊　要支援者は予防給付となり，地域包括支援センターが介護予防ケアマネジメントを担う．

小林 　Eさんは，覚悟されていたのですよね．モヤモヤとした思いもすべて在宅ケアチームの皆さんが聞いていたからこそ，最期のときに，Eさん夫妻のためになんとしても自宅で過ごしてもらえるようにお手伝いしようという気持ちになったのかなと思いました．納得した最期を迎えるために，アドバンス・ケア・プランニングを考えるとき，私たちは本人やキーパーソンを中心に考えたりしますが，一番近しい人が最期をどのように考えているのかもしっかり聞いていきたいなと思いました．

浦上 　奥さまが入院されている間に一人暮らしをされていたEさんは，奥さまがご存命で家に帰ってくることをイメージしていたから，一人暮らしでも頑張れたのではないでしょうか．絵画教室をほそぼそ続けられながら，生きる活力をもって奥さまの帰りを待っておられたと思います．

妻の死後の支え方

中山 　この事例の一番のターニングポイントは，妻の「家に帰りたい」という言葉だったのではないかなと思います．Eさんは，奥さまを看取った後の自分の生きる道も決めて，見通していたのではないかと感じますね．

　Eさんは，常日ごろから不安で涙されることも多い方だったそうですから，奥さまを看取ることにはエネルギーがすごく必要だったと思います．在宅ケアチームの皆さんがいるときはにこやかにされていたけれど，奥さまと2人きりになると悲しい思いをされていたのではないでしょうか．その悲しみをどうされていたのかなと思います．心の底から大声で泣きたいときもあったのでは……．予期悲嘆も含めて，悲しみの深さをどのように表出されていたのかが気になりました．

堀口 　奥さまが亡くなられて，Eさんが1人になったとき，悲しみや喪失感をどのように支えていこうか，次に訪問したときにはこんな話ができるか，今度はこういうことを目標にしていけたらいいのかなどとイメージをつけ，構想を練っていましたが，かなえることができませんでした．奥さまを看取られて，Eさんはすごく達成感があったと思うのですが，もう少しEさんの生活をみていけたらよかったと心残りがあります．そのために，もっと早く手を打つことができたのではないかと，Eさんが亡くなって数年たった今でも考えてしまいます．

森 　一人暮らしになる心構えを教えるべきだったのか，一緒に考えるべきだったのか……．5カップルに1カップル，2割の確率で夫が妻を看取ることになります．男は勝手なもので，それは想定外ですからね．

浦上 　奥さまに先立たれた男性は，私も何人かお付き合いがあるのですが，家にいつもいてくれた人がいなくなる孤独感，喪失感は男性のほうが強いのかなと感じます．

富田 　奥さまを介護して支えているときは一生懸命だし，自分の気持ちを聞いてくれる在宅ケアチームがいれば頑張れたりすると思いますが，奥さまを看取って

しばらくすると，猛烈な不安感や寂しさがこみあげてきたり，なげやりになってしまったりする生活に陥りやすいのかなと感じます．

地 保 **エアーズ** その方の世界観が夫婦だけで成り立っているような場合は，先立たれたときに喪失感が大きくなってしまいます．一人暮らしの方や一人暮らしになる可能性のある方は，ふだんから地域の中で人と関わることが大切だと感じます．要介護状態になって介護保険サービスが受けられれば，在宅ケアチームが構築されて支えられている安心感をもちながら，随時いろいろな思いを表出できると思います．しかし，要介護認定の際に非該当になってしまうことも多々あり，そのひずみを支える体制，傾聴ボランティアや家族の集いなどのグループがもっと充実して，専門職と連携できていくとよいのかなと思います．

在 ケア **浦上** 要介護認定がでていれば何らかのアプローチがありますが，自立していると何もありませんから，埋もれてしまいますよね．これから，夫婦だけの世帯も増えてくるので，拾っておかなければならないケースだと思います．

奥さまを亡くされた自立の方には，数ヵ月後にお電話をしています．その際に，その後の生活が自分1人で成り立っている方や，趣味に戻ったりしている方だと安心します．また，外で偶然会ったとき，見かけたときに，なるべく「何かあったらいつでも電話してね」と声をかけるようにしています．そうやって声をかけた方が，本当に困ったときに電話をくれ，支援が始まったこともありました．自立の方にも，何か困ったことがあったらここに連絡すればよいというタネを，少しでも根づかせておくのは大切だと感じています．

在 医 **森** それは，ある意味でグリーフケア（Column3）なのだろうね．

社 **田村** 介護者の集いにいらしていた男性介護者は，介護している間は元気に集いに来てくれていたのに，家で奥さまを看取った後，自分でも「うつ状態で」とおっ

グリーフケア

大切な人との死別後に「喪失」（不安や心身の違和感など）を感じます．このような悲しみ（グリーフ）のうちにある方に寄り添うこと，ときには援助することを「グリーフケア」と呼ぶようになりました．家族の看取りの後に，グリーフケアの専門家にみてもらう必要のある方もおられますが，ほとんどの方は，最期のときを共有した医療者（医師，看護師，ケアマネジャー，社会福祉士，理学療法士など）を同志と思い，助けを求めることが多いようです．できる範囲で，本書の読者も以下の本などを熟読され，家族ケア（遺族ケア）に備えてくださると幸いです．

（森　清）

参考文献
1) 森　清：のこされた者として生きる──在宅医療，グリーフケアからの気付き．いのちのことば社，2007．
2) 斎藤友紀雄：悲しんでいる人へのケア．キリスト新聞社，2010．
3) 広瀬寛子：悲嘆とグリーフケア．医学書院，2011．

Column ❹ デスカンファレンス

　デスカンファレンスとは亡くなられた方についての事例検討会のことです．ただし，それは単なる臨床経過の確認や，ただの診断と治療についての反省ではありません．デスカンファレンスが行われる目的のほとんどは，その亡くなられた方に関わった医療・介護スタッフの癒しです．そのため，司会者や集まるスタッフを変えて，何度か行われることもあります．医療・介護スタッフにもグリーフケアが必要なのです．デスカンファレンスについても，多くの成書がありますので，参考にされてください．　　　　　（森　　清）

しゃっていました．その後，何回か訪問しましたが，数年たっても家に祭壇があるのです．介護者の集いなど，思いを語って共感し合える場は必要だと感じます．

森　私はグリーフケアを専門にしていた時期があったので，最初は喪失期だから，Eさんには，ご葬儀に専念してもらえればよいのかなと思っていました．結果として，警察も入った孤独死になってしまったので後悔もありますが，奥さまの思いをかなえて自宅で看取りができ，夫はご葬儀をしっかりやりとげられた．皆さんのお話を聞いて，2人とも思いをかなえてやりとげられ，そんなふうに自分たちでずっと生活をされていたケースだったのかもしれないと，自分を癒すことができました．

小林　結末だけをみるととても衝撃的な最期でショッキングでしたが，お話を聞いていくと，Eさんにとっては本当に納得した最期で，中途半端にもやもやしたままだったとしたら，どうだったのかなと思いました．関わった皆さんにとっては，絶対に忘れられない事例だと思います．

伊藤　デスカンファレンス（**Column4**）も行い，忘れてはいけない事例だと思います．何度も思い出して，いつまでもあのときに感じた思いをもっていたいです．

Point

- 在宅ケアスタッフが長く関わって信頼関係が構築されていたので，本人の思いを聞いてかなえることができた．
- 妻に先立たれた男性は大きな孤独感，喪失感を感じる人が多い．妻を看取った後にどのような生活を送るかをイメージするなど，妻の生前からの関わりや，グリーフケア，定期的な声かけを行うことが必要．

●事例を振り返って●
配偶者を看取った後の生活を支えるためには……

　当時，私は「自宅で最期を迎えたい」というご夫妻の願いをかなえることに精いっぱいで，奥さま亡き後のEさんのお気持ちに思いを致すことができませんでした．

　Eさんご夫妻のように，子どもがなく，互いを支えに生きてきた方を担当する際は，切羽詰まってからではなく，担当した当初から，もしお1人になったときにどのような生活を描いているのかをお聞きし，たとえ一人暮らしとなっても，われわれ在宅ケアスタッフをはじめ支えとなる存在があることを伝え，具体的にその生活をイメージしていただくことが大切なのだとこの事例は教えてくれました．

　もし，そうしていたなら，たとえ同じ結末を迎えたとしても受け止め方はまったく違ったものになっていたに違いありません．

　「Eさん，どうして？」と何度も問いかけましたが，答えはありません．ただ，「僕たちのことを忘れないでくれよ」の言葉とご夫妻の笑顔が，今も心に浮かびます．　　　　　　（伊藤　まり）

森先生の視点

夫婦は一心同体といわれますが，すべての夫婦がそれを体験できるわけではありません．それでも，妻の死を受けて，自分の人生の主人公を失ったと思う男性はとても多いのです．自分の人生の主人公が自分であることを示すための手だて（活動と参加）は，いくつもあります．それでも，喪失は悲嘆を生じ，冷静さを失い，ときには自暴自棄になることもあります．多くの場合，ともにいてくれる人がいることが解決になりますが，完璧ではありません．これからの地域包括支援センターのまちづくりの1つの目標として，「グリーフケアのできるまちづくり」をあげていただきたいと思います．

5 1人で逝く無縁の利用者を医療と介護の連携で支援する

KEYWORD セルフネグレクト　暴言・暴力　生活保護

出席者（敬称略，順不同）※太字は事例提供者

医師 長坂 省三, 森　清　**看護師** 小野原 智美, **篠原 かおる**, 龍原 美賀
理学療法士 堀口 希美　**薬剤師** 庄籠 綾子, 松島 夕美子　**社会福祉士** 宇野 直樹, 馬見塚 統子
介護福祉士 香坂 裕子　**介護支援専門員** 水谷 邦子, 宮澤 ますみ　**行政** ケースワーカー

事例の概要

利用者	Fさん，80歳代，男性，要介護5
現病	加齢性黄斑変性症，閉塞性動脈硬化症，腎性貧血，ほぼ全盲に近い状態，強度の難聴（耳元で大きめの声を出せば聞こえる）
現病歴・経過	X年Y月，息切れと疲れやすさが出現し，腎性貧血と診断される．車いすレンタルを申請したことをきっかけに地域包括支援センターにつながる．訪問介護開始．Y+1月，介護保険申請．Y+4月，自宅で倒れているところを発見され，救急搬送．治療拒否，帰宅願望が強く，2日で退院．寝たきりとなり，訪問看護が開始となる．X+1年Y月，訪問診療を開始．徐々に衰弱する．Y+3月，夕方訪問したヘルパーより「痰絡みが強い」と緊急電話があり，訪問して吸引処置を行う．同日22時と翌4時にも訪問し，吸引等のケアを行った際，Fさんは「ありがとう，さよなら」と言い，一筋の涙を流した．翌日8時に訪問した看護師が呼吸停止を確認し，医師による死亡確認が行われた．看護師とヘルパーでエンゼルケアを行った．
本人像 家族構成	地方出身で，20歳ごろに上京．妻，長男とは死別．きょうだいがいるようだが，付き合いはなく，生死も不明．
住宅環境	団地の3階の1DKの部屋で猫5匹と暮らしていたが，体力の低下とともに世話ができなくなって放置状態だった．介入前は猫の糞尿やエサによる異臭，汚染がひどい状態で生活していた．
社会的サービス	訪問診療：月2回，訪問看護：週1回，訪問介護：1日2回（朝・夕），訪問薬剤管理指導：月2回，ショートステイ（1年間で3回利用），福祉用具貸与（介護用ベッド，自動体位交換エアマットなど）
服薬（1日分）	ランソプラゾール（タケプロン®）OD錠15mg 1錠×1回（胃薬），ウラピジル（エブランチル®）カプセル15mg 2錠×2回（排尿障害改善薬・降圧薬），クエン酸第一鉄ナトリウム（フェロミア®）顆粒8.3% 1g×1回（鉄剤），エンシュア®・H 2缶/1日（経腸栄養剤）

検査データ	白血球数 6200/μL，ヘモグロビン 9.1g/dL，アルブミン 2.1g/dL
ディスカッションポイント	① 医療と介護の連携 ② 治療拒否のある方に対し，身体状況が変化する中で本人の意思をどうくみとり支援につなげるか？ ③ 無縁の人と関わる上での注意点は何か？ ④ 独居高齢者（特に無縁の人）における市役所の役割は何か？ ⑤ 誰にも看取られずに，たった1人で旅立つ人をどこまで支えることができるのか？

セルフネグレクトの傾向がある利用者の看取り

水谷（司会） 事例の経緯等をご説明ください．

篠原 今日，ご紹介するのは，身寄りがなく，誰にも看取られずに旅立ったFさんの事例です．セルフネグレクトの傾向があり，飼っていた猫5匹の糞尿とエサによる強い異臭と汚染のある中で暮らしておられました．「家にいたい」と強い思いをもち，入院しても治療を拒否して退院されてしまいます．Fさんは，社会福祉協議会へ車いすのレンタルを申請したことをきっかけに，地域包括支援センターの宇野さんとつながり，ケアマネジメントは宮澤さんが担当されました．

宇野 Fさんの自宅を訪問した際に生活が困難な状況であることがわかり，介入が始まりました．目がほとんど見えず，自分が大切にしていた猫の世話が思うようにできなくなっていました．一番最初に訪問介護を導入するときに，Fさんが「お願いしたい」と言ったのは，猫の餌やりでした．ただ，状態が悪化する中で，猫のことを気にする余裕がなくなってきたこともみてとれました．

介入を始めたころは通院もできていました．受診に同行した際に，耳が遠くて医師とのやりとりが困難な状況であることに気がつきました．誰かと一緒でなければ，通院も難しかったです．

宮澤 宇野さんから「今，要介護認定の申請中で訪問介護が暫定で入っている方がいる．おそらく要介護がでるので，担当してくれないか．ただ，すごいお家だ」と聞いて訪問しました．部屋に入ると猫の糞尿と餌とFさんの汚れた衣類が所狭しと散乱していて，土足でも入れない状態でした．臭気は部屋の中だけでなく，共用の廊下にも漂っていました．猫は糞尿にまみれた状態で浴室等におり，すごく太っていてまったく動きませんでした．小さな虫がたくさんいましたが，Fさんは「見えない」と言っていました．

「生活を立て直したい」とおっしゃったので，まずはショートステイを利用してもらい，その間に業者にクリーニングをお願いしました．Fさんはショートステイで施設にいるのが精神的に耐えられなくなってきて，「早く家に帰りたい」と訴えがあったので，床にある物などをすべて片付けたころに，予定を切り上げて帰ってこられました．生活保護のケースワーカーさんと一緒に，布団を買いに行ってお届けしました．

地 社 **宇野** 猫がいると部屋のクリーニングができないので，本人の同意をもらってケースワーカーさんと猫を捕まえて動物病院に搬送しました．病気をもっているように見受けられたので，完全防御で引っ掻かれないようにしながら捕まえた記憶があります．とにかく臭いがひどく，近所の方からもクレームが上がっていたと思います．

在 理 **堀口** 近所の方からのクレームには，どのように対応されていたのですか？

地 社 **宇野** 地域包括支援センターに直接クレームが入ることはありませんでした．市役所には入っていたかもしれませんね．

在 ケア **宮澤** 私も直接は聞いていません．隣の部屋で一人暮らしをされていた方は，意外に温かく見守ってくれていました．

地 社 **宇野** 行政の関わりという点でいえば，生活保護の方なので，ケースワーカーさんが関わってくださいました．本来，身寄りのない方は高齢福祉係のケースワーカーさんを頼るのですが，Fさんに関しては，その介入はありませんでした．成年後見制度も利用していませんでした．猫の餌やりが誰もできないときは，ケースワーカーさんが餌やりをしてくださるなど，本当によくやってくれました．

在 ケア **宮澤** ショートステイから帰ってきて，訪問介護を利用して食事や服薬を援助してもらいながら，2週間ほど在宅生活をしていました．ある日，ヘルパーさんが訪問すると，チェーンがかかっていて，ドアの隙間からのぞくと倒れているFさんの足が見えました．名前を呼んでも耳が遠いので気がつきません．隣のお宅からベランダ伝いに入らせてもらうと，転倒してそのままになっていました．

　Fさんは「早くなんとかしてくれ！」「痛い！」「救急車を呼べ！」と叫び，大騒ぎになりました．私もヘルパーさんから連絡を受けて駆けつけ，触ると痛いとおっしゃるので，救急搬送しました．土曜日でケースワーカーさんとは連絡がとれず，私が後から病院に駆けつけました．翌週の月曜日に，病院の医師から「治療をしようにも本人が拒否していて，帰りたいと大声で叫んでいる．ほかの患者さんに迷惑なので，早く引きとってほしい」と連絡があり，ケースワーカーさんと一緒に迎えにいき，また家に戻ってこられました．本人は「自分にどんな病気があっても治療しなくていい．とにかく家で死にたい」の一点張りでした．

在 看 **篠原** 家にいたいのには，理由があったのですよね．

在 ケア **宮澤** 亡くなった奥さまと長男の遺骨が部屋にあったからです．亡くなったら，その骨と一緒にしてほしいともおっしゃっていました．退院してすぐ，篠原さんのステーションに訪問看護に入ってもらい，約半年後に，森先生に訪問診療をお願いしました．そのころには，もう寝たきりになっていましたよね．

在 医 **森** 寝返りも打てない状況でした．上肢が少し動く程度で，足はほとんど動きません．食事も，全部ヘルパーさんが介助していました．それでも，ご自身の意思は明確でした．

在 ケア **宮澤** 数ヵ月で徐々に体が動かなくなり，最期が近づくころには拘縮して手がまったく伸ばせなくなってしまいました．ただ，お口はお元気で，ヘルパーさん

には数々の暴言をあびせていましたし，体が動くときはペットボトルを投げつけたこともあったようです．

在 医 **森** ヘルパーさんが「よく怒られたのです．ただ，最期のころはありがとうと言われました」とおっしゃっていて，非常に印象的でした．私は紳士的な人だと思っていたものだから．

在 ケア **宮澤** すべてのいら立ちを，ヘルパーさんにぶつけているような感じもありました．なぜ，先生とヘルパーさんが見分けられるのかなと，少し不思議ではあったのですけれど．

在 医 **森** 怒ってしまうと医師や看護師が来なくなってしまうので困ると思ったのでしょうか．

　Fさんの事例は，ケースワーカーさんがよく頑張ってくれたので，市役所の方は頼りになるなと思いました．ケースワーカーさんに家族への連絡について確認しました．Fさんにはきょうだいがいましたが，本人が「連絡しないでくれ」と言っていたため，ケースワーカーさんに「亡くなった後に，きょうだいが怒鳴りこんできても，私のせいではなく市役所のせいにします．市役所が連絡先を教えてくれなかったことにしますからね」と確認し，「それでよい」と承認を得ました．

　また，延命について本人に確認したところ，「延命しなくてよい」とのお返事でした．ときどき，本人に確認しないほうがよい精神状態のこともあります．そのときは，市役所とケアマネジャーに確認するなど，主治医が1人で確認をとるのではなく，複数の人間で本人の意思を担保できるような体制づくりをしています（**Column1**）．DNRについては，本人に心配なこと，気がかりなこと，何をやりたいかを尋ねると，たいてい話題にのぼりますが，お話しされない方もいます．その場合は，ケースワーカーとケアマネジャーに立ち会ってもらい，主治医とともに看護師に延命の希望，精査の希望があるかどうかを聞いてもらいます．方針さえ決まってしまえば，後は本人の希望どおりに動けばよいだけですから．

　Fさんは，何回も熱がでましたね．褥瘡と尿路感染症がありました．

在 ケア **宮澤** 年末年始は，訪問介護事業所も休みに入りますから，ショートステイを利用してもらいました．ショートステイ中も発熱を繰り返し，大きい病院への入院も考えたのですが，Fさんの「家にいたい」という意思を考え，本人が入院を望むだろうかと何度も気持ちが行き来しました．ショートステイ利用中に「老人ホームはどうですか？　病院ではないけれど，ご飯もちゃんと食べられるし，体の向きも頻繁に変えてもらえるし，お風呂にも入れます」とお話ししたら「よいですね」とおっしゃったのです．それで，ケースワーカーさんと一緒に特別養護老人ホームへの入居申し込みをしました．順番は一番でしたが，結局，入所を待たずに，ご自宅で1人で亡くなられました．

　私としては，これでよかったのか，いまだに何度も思い返します．最期にはケアを受け入れてくれ，とても穏やかになり，それまでの乱暴な言葉は気持ちと裏腹に出ていたものではなかったのだろうかという気もします．施設でみんなに囲

Column ❶ 本人の意思を複数の機関，人間で担保できる体制づくり

「自分には親戚が誰もいない」と言われる方に対して，本人と医療・介護チーム（訪問看護師，ケアマネジャー，ヘルパーなど）が話し合い，方針を確認して，最期まで自宅でみている医療・介護チームは多くあります．ただし，実は親戚がいたということも多々あり，亡くなられた後に，当然，「どうして教えてくれなかったんだ」と言う親戚の方はおられます．その場合に備えて，私たちは行政の方に立ち会ってもらい，本人の意思を確認します．このとき，親戚がいるのかどうかを行政に調べてもらいます．いる場合には，その方への連絡の可否を本人と相談してもらいます．このときに，行政の担当者が，本人と相談して，生前は，その親戚に連絡をしないことに決めることもあります．ただし，亡くなられた後に，行政から親戚に連絡が入ります．公務員は法律で身分が守られていますから，彼らは法的には安全です．ただし，私たち医療・介護チームの安全は不十分であることも多いので，このような行政のフォローは必須だと思います．また，後述いたしますが，墓地埋葬法によって，親戚がいない場合（または，親戚が葬儀を正当な理由で拒んだ場合）には葬儀の義務は市長にあります（**2章7 Column2**参照）．

（森　清）

まれて看取られたほうがよかったのか，ご本人の意思を貫けたという意味では家で1人で最期を迎えられたことはよかったのかもしれないと思います．皆さんのご意見をうかがいたいです．

地 社 宇野　私が介入したころから，Fさんは「家にいたい」とおっしゃっていました．自宅で亡くなったことを聞いたときは，やり遂げられたのだと思いました．初めの本人の意向はそこにありましたから．

在 看 篠原　人の気持ちは，揺れ動くのですよね．最初に，宇野さんに「絶対に家にいたい」と言って，その後，ヘルパーさんとケアマネジャーさんが関わり，訪問診療や訪問看護，訪問薬剤管理指導が入り，人とのふれあいを深めていった．最初は，奥さまと長男の遺骨がある家で死にたいと言っていたけれど，弱っていく中でショートステイを利用して，ケアをきっちり受けられる環境を経験し，気持ちが変わっていった．ショートステイ利用中にうかがうと，Fさんはとても穏やかな表情をされていました．最期に入所もよいとおっしゃったことを考えると，そのときそのときで気持ちを確認していきながら寄り添っていかなくてはならないと思います．

在 医 森　ケアをしてくれる人たちを信頼するようになられたのですね．その中で「委ねる」自由も体験されたように思います．それもまた，自己決定（自律）の支援だと思います．

在/看 **龍原** 龍原さんも，Fさんと似ているケースを担当していますね．

私が担当しているGさんは，生活保護ではなく，年金を受給して民間のアパートにお住まいの方です．最初に訪問したときは，猫が十数匹いて，家屋がとても不衛生な状況でした．がんの末期で入院されていたのに，「猫が心配だから家に帰りたい」と退院してこられました．身寄りがなく，一人暮らしをされていたのですが，親しい友人が非常に熱心に最期まで介護してくださいました．

入るたびに鼻をつくような臭いの中で，ケアをしていました．Gさんはそんな環境でも「猫がいる自宅で死にたい」と，意思は変わりませんでした．看取りが近づいてきたときに，「これでよいのですよね？」とうかがうと「うん」とうなずいておられました．親しい友人は「本当は，私は病院のほうがよいと思うのだけれど，本人がそう言うのなら仕方がない」と気持ちが揺れていましたが，本人の意思がぶれなかったので，迷わずに決定ができました．

暴言・暴力への対応

在/ケア **水谷** ヘルパーさんは，どのように関わっておられたのでしょうか？

在/介 **香坂** 最初のころは週に何回か，最期の時期が近づいたころにはほとんど毎日関わらせてもらいました．

食欲のあるときには弁当を買ってきてと頼まれるのですが，希望したものが売り切れで代わりのものを買っていくと「そんなものは食えねぇ！」と言われ，ヘルパーと衝突することもかなりあったようです．食べたい物が食べられないと手がでたり，排泄介助時に痛みの訴えがあると，暴れたり，触らせてくれなかったこともありました．

暴言や暴力に慣れていないヘルパーには，訪問を断られたこともあります．最終的には3～4人のヘルパーが関わってくれ，一生懸命頑張って最期まで見届けてくれました．Fさんからは，だんだん「ありがとう」と，感謝の言葉がでてくるようになり，ヘルパーもそれを励みに支援ができたのではないかと思います．

在/ケア **水谷** 関わり方の技術がとても素晴らしいですね．

在/介 **香坂** 相手は動けませんから，暴言を吐かれてもそれまでのことです．「死にたい」「殺す気か」と言われるのは日常茶飯事で，「一緒に死んでくれ」と言われたヘルパーもいました．やはり寂しかったのでしょうね．

在/看 **小野原** そうやっていら立ちをぶつけて解消していったことで，最終的に「ありがとう」と感謝の言葉がでてきたのかもしれませんよね．でも，専門職として入っているヘルパーさんも，暴言はつらかっただろうなと思います．暴言で傷ついて，帰ってきたスタッフを，事業所ではどのようにフォローされていたのでしょうか．難しい状況の人だからこそ，皆さんで話し合って方向性を確認するサービス担当者会議を何回も開催されたりしたのでしょうか．

在/ケア **宮澤** ヘルパーさんの中には，「もう来るな！」と怒鳴られて「もう来ません！」

と言い返してしまった方もいました．その方はカラっとしているところもあるので，事業所に帰ってきてほかのヘルパーさんたちに「もう来るなと言われた」とちゃんと吐きだして，うまくやっていたように思います．

在 薬 **庄籠** 訪問薬剤管理指導を担当していました．最初に訪問したときは臭いに驚きましたし，床も沈んでしまうのではないかと思いました．ある日，訪問すると，Fさんはパッと目を開けて「コーヒー牛乳のパックにストローをさして，飲ませてほしい」と言われました．もしかしたらムセてしまうかもしれないと考え，その場でヘルパーさんに連絡して相談しました．私の訪問の後，すぐにヘルパーさんが入る予定があるので，Fさんにはそれまで待ってもらうようにお話しして私は退室してよいと確認し，そのような対応をしたところ，帰り際に「俺を見殺しにするのか！！」と大声で怒鳴られたのです．

在 医 **森** それはつらいね．後髪をひかれてしまうね．

在 薬 **庄籠** 実は，Fさんの生い立ち等，背景については，訪問時は把握できていませんでした．そういったところも，事前に知っておくべきだったと感じています．

在 薬 **松島** 薬剤師はケアや処置ができないので，訪問の際に利用者さんの怒りの矛先になりやすいのです．ストローをさしてあげるところまではできても，目が見えず，耳の聞こえない方に対して，その後のサポートを薬剤師としてどこまで行ってよいのか．お手伝いしたい気持ちは強いのですが，何かあったときのことを考えると，なかなか踏み込めません．そのようなときに「じゃあ，なんで来てるんだ！」と，怒りをぶつけられることも経験しています．しかし，私は怒りの裏側には必ず理由があると割り切って，その理由を考えるようにしています．寂しかったり，思い通りにいかないのかもしれません．薬とは関係ない話題から会話を始めたりして，信頼関係を築き上げるので，少し時間がかかることもあります．

在 精医 **長坂** 精神科医の立場からコメントいたします．持病や加齢，身寄りを失ったことなどによるストレスから，自暴自棄となり，つらい毎日を過ごされていたのではないかと推測します．何らかの精神医学的な介入ができていれば，もう少し楽な気持ちで最期を過ごせたのかもしれません．おそらく，眠れなかったり，落ち込んでいたりと，情動面はかなり不安定となっていたに違いありません．向精神薬による治療で情動安定が得られた可能性は高かったと思います．腎臓の機能が悪い方なので制約はあるかもしれませんが，薬を服用することで本人の気持ちが変われば生き方も変わってきますから（**Column2**）．

在 ケア **水谷** このような方を担当した場合，どのタイミングで精神科につなげていけばよいのでしょうか？

在 精医 **長坂** 精神医療が必要かどうかを判断したり，本人に受診や治療の必要性を納得させることは難しいかとは思います．まずは本人との信頼関係の構築が大前提です．その上で，「不調や悩みについて相談してみましょうか．気持ちが楽になる薬もありますよ」と声をかけ，時間をかけ説得してもらえるとよいと思います．

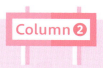

セルフネグレクトと精神医療

　ネグレクトという英語を直訳すると「無視すること」「ないがしろにすること」などの意味になります．わが国では親の育児放棄を示す用語として使用されてきました．最近では高齢者や障害者に対する家族・サービス提供者の介護放棄，ペットに対する飼い主の飼育放棄，自分自身に対する健康・衛生管理放棄などの概念を含むようになりました．特に対象が自分自身である場合をセルフネグレクトと呼びます．

　わが国に統一されたセルフネグレクトの定義はありませんが，健康状態や居住環境が悪化し生命が脅かされ，場合によっては人に迷惑をかけている状態にもかかわらず，自身で改善したり，他者に助けを求めたりせずに放置している状態と考えることができます．セルフネグレクトは何らかの精神疾病を発病し，正常な判断能力や感情機能が失われていることが多く，結果として社会から孤立してゴミ屋敷や孤独死に至る可能性が高くなります．最近は，大きな社会問題にもなっており，行政諸機関や専門職が積極的に介入・救済すべき状態といえます．

　セルフネグレクトにもさまざまな事例があります．生命の危機や改善の必要性を自覚しながらも自身の意思で放任している場合，生命の危機や改善の必要性を自覚していても自身で対処したり助けを求めたりする能力や意欲が欠けている場合，生命の危機や改善の必要性をまったく自覚していない場合などです．最初の事例のように，自身の意思で放任している場合は，本人の自由意思・自己決定として尊重・容認されてしまいがちですが，自身に対する虐待行為によって自身の基本的人権や人間としての尊厳が侵害されている状態と考えると見過ごすことはできません．いずれにしても，介入に際しては第三者による客観的な評価および的確な状況判断が求められます．

　現在わが国には，児童・高齢者・障害者に対する虐待を防止するための法律が制定されています．しかし，セルフネグレクトに関しては，加害者が自分自身であるという特殊性から虐待の定義に含まれず，法律による明確な規定がありません．よって虐待防止法に準じた措置あるいは老人福祉法に定める「やむを得ない事由による措置」などによって柔軟に対処せざるを得ない現状にあります．

　セルフネグレクトはこれまで単身の高齢者に多いとされてきましたが，最近は老若男女を問わず誰にでも起こり得る身近な問題として増加していることがわかりました．病気や悲哀体験が直接の契機となることが多いのですが，インターネットやソーシャルメディアの普及によって実世界での人間関係が希薄化している現代社会の構造にも問題があるのかもしれません．人に迷惑や心配をかけることを極度に嫌う日本の国民性が，皮肉にも意図とは正反対の社会問題を引き起こしているともいえます．

　セルフネグレクトは，誰にも助けを求めない，求められない，拒むなどの特徴から発見や介入が難しいとされています．たとえ早期に発見されたとしても，健全な精神状態にあるか否か，行政や専門職の強制的・継続的介入が必要か否かを客観的に評価して実行することは容易ではありません．特に医学的介入を要する場合は，精神医療や在宅医療の果たす役割はとても重要になります．

> セルフネグレクトは，自身の意思で放任している事例を含め，自らの現状に決して満足しているわけではありません．心身の苦痛に耐え忍んでいる場合が多いはずです．初めは本人の意思と反する強制的な介入であっても，可能な限り本人の自己決定を尊重し誠意をもって継続的に関わることで信頼関係が構築され，よい結果をもたらすこともあります．また強制的な医療を施したとしても，治療によって死を逃れ，苦痛から解放されてわれを取り戻すことで，本人から感謝の言葉が聞かれることもあります．「放っておいてください！」という最初の言葉を真に受けることなく，救える命を見逃さないという強い信念をもって粘り強く対処することが大切です．
>
> まずは，地域・行政・専門職が連携してセルフネグレクトの実態を正確に把握・周知した上で，早期発見・早期介入・継続介入の仕組みを速やかに構築する必要があります．
>
> （長坂 省三）

生活保護を受給している利用者との関わり

森　多くのサービスを利用されていますね．限度額内でおさまりましたか？

宮澤　ギリギリおさまりました．本当は訪問入浴も入れたかったのですが，生活保護の方なので限度額の範囲内におさめなければならず，単位数をオーバーしてしまう訪問入浴は入れられませんでした．亡くなるまでの半年間は，ショートステイ利用中を除いて，お風呂には入っていなかったと思います．

森　限度額を超えてしまっても，健康で文化的な最低限度の生活のために必要な場合は，市役所が出してくれるのですよね．

ケースワーカー　限度額の縛りはありますが，健康で文化的な最低限度の生活を保障することは憲法に明記されていますから，それが保障できないのであれば対応を考えなければならないと思います（**Column3**）．

　生活保護の方は，親族と関係が悪かったり，関係を絶っていたりすることが多いです．周囲との関わりもなく，孤独で，介護保険サービスや入院なども本人が拒否することもあります．介護保険サービスが入っていれば見守りの体制があって安心できるのですが，サービス等につながっていない方への対応は悩むところです．毎月上旬に支給している生活保護費は口座払いを指導されていますが，心配な方は窓口払いに変更したり，高齢者見守りぽっくす（**Column4**）の情報も参考にしています．

　人と人との関係性ですから，利用者さんにしてみればケースワーカーとは相性が合わないけれど，ヘルパーさんとは合うこともあると思うのです．Fさんは，最期に「ありがとう」とおっしゃられたとのことで，相性の合うチームが築けていたのですね．

水谷　相性が悪いからという理由で，ケースワーカーの担当が変わることはあるのですか？

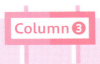

生活保護制度の自立の概念

　生活保護法は憲法第25条に規定する理念に基づき，国が生活に困窮するすべての国民に対し，その困窮の程度に応じ，必要な保護を行い，その最低限度の生活を保障するとともに，その自立を助長することを目的としています．この自立については，就労による経済的自立により保護を脱却することだけが目的ではなく，日常生活自立（身体や精神の健康を回復・維持し，自分で自分の健康・生活管理を行うなど，日常において自立した生活を送ること）や社会的自立（社会的なつながりを回復・維持し，地域社会の一員として充実した生活を送ること）も含まれます．

　2025年にはすべての団塊の世代が75歳以上になります．介護保険の分野では地域包括ケアシステムの構築に向けた関係者間のネットワーク構築等の基盤整備が進められているようですが，今回の事例のように，親族と付き合いのない高齢者でも住み慣れた地域で，尊厳を保ち，人生の最期まで自分らしく生活していけるよう，ケースワーカーも社会的自立の支援をしてまいりたいと思います．

（ケースワーカー）

一人暮らしの人の見守り

　東大和市では東京都の高齢者見守り相談窓口設置事業（2018年4月現在で17区市町，92地区で実施）に取り組み，「高齢者見守りぼっくす」の名称で市内3ヵ所に設置されています．

　「高齢者見守りぼっくす」の職員は市から渡される65歳以上の一人暮らしと高齢者のみ世帯の名簿をもとにアウトリーチをしていますが，連絡先の情報がなく突然の訪問となるため，不信がられることも多いのが現状です．アウトリーチのほか，見守りが必要な方への訪問も行い，必要に応じて関係機関と連携を図っています．

　最近はいろいろな機関で見守り活動を行っていたり，地域住民の意識も高くなってきており，スムーズな連携，情報交換・共有ができるよう，ネットワークを構築することが重要だと感じています．

（塚原 あづさ）

行 **ケースワーカー**　基本的にはありません．ただ，精神疾患の方等でどうしても同性がよいなどの事情には配慮しています．すべての希望に応じてしまうと，次から次へと対応しなければならなくなりますから，どうしても，というときだけです．

　また，職員も人事異動がありますので，早ければ3年ほどで異動してしまいます．若手も一生懸命頑張っていますが，人生経験が少ないので困難なケースへの対応は大きな課題です．長く付き合って関係性を築く中で，いろいろな話が聞け

るようになることもあるので丁寧に対応したいと思っています．ただ，ケースワーカー1人あたりの担当世帯も多いため，対応が難しい状況ではあるのですが……．

1人で逝く人へどう関わるか

篠原（在・看）　Fさんが最期を迎える前日の夜に緊急訪問したとき，たぶん今夜か明日の朝だろうなと予測していました．「また来るね」と言葉をかけて退室したのですが，そういうときに，どのような言葉をかけるのが適切なのだろうと思ってしまいます．「誰か側にいてほしいですか？」と尋ねたことはありません．

小野原（在・看）　自分で「また来るね」と言っているのに，この人と交わす言葉は今が最期かもしれないと思う瞬間はたびたびあります．「また来るね」という言葉がその場に適当なのかどうかわかりませんが，それしか見つけられないのです．

篠原（在・看）　側にいてあげられないので，「いてほしい？」とは聞けません．

森（在・医）　「いてほしい」と言われたり，「一緒に死んで」と言われたら困るしね．

馬見塚（地・社）　身寄りがない方が入院して，最期を病院で過ごす場合，そろそろ逝きそうだというときにはずっと看護師が側にいるのですか？

森（在・医）　病院でも，看護師がずっと側にはいないね．考えてみたら，病院や施設でもあまり変わらないのかもしれない．誰かが手を握って待っていてくれるわけではないからね．そう言われると慰められる．病院で孤独に死ぬのがよいのではないけれども……．Fさんは，奥さんと長男の遺骨の側にいたかったのだからね．

水谷（在・ケア）　亡くなった奥さんや長男の遺骨の側にいることが，安心感につながったと考えると，1人ではなかったのかもしれませんね．

宮澤（在・ケア）　部屋の中で少し離れてはいましたが，同じ部屋にあると認識はされていましたから．

龍原（在・看）　生活保護で一人暮らし，身寄りがない場合の死後の請求はどのようになるのですか？　保険分は問題なく支給されると思うのですが，エンゼルケアや交通費等，自費が発生しますよね．

ケースワーカー（行）　費用については，生活保護で対応できる部分しか対応できません．エンゼルケアや遺体の運搬に要する費用は葬祭扶助で対応しますが，基準額があるので，基本的にはその範囲内となります．ただし，遺体の運搬に関する費用については，一定の条件のもと基準額に一部加算があります．

篠原（在・看）　生活保護の方を家で看取る前に，エンゼルケアを看護師がするのか，葬儀社がするのかを事前に話し合います．本人や家族の希望を聞き，看護師に依頼したいとなった場合は，事前に市役所に連絡をして「エンゼルケアまでは看護師がするので，その後はお願いします」などと取り決めをしています．

森（在・医）　最近，この地域では最初に本人・家族の希望を確認する流れになってきたね．市役所も，土日に対応してくれるようになりました．

ケースワーカー（行）　土日においては，命に関わること等，緊急性のある場合は対応

しております．

水谷　FさんやGさんの事例から共通して言えることは，利用者さんの表面的な荒々しい行動に流されず，本人の思いや願いに寄り添いながら支援を重ねていく重要性と，本人が自分に真摯な姿勢で寄り添ってくれる人たちの心の温かさにふれる支援の過程で，感謝の気持ちの表出を含めた安心感を伴う心境の変化につながったことだと思います．私たちは，関係する多職種と緊密に連携をとり，心身状態や支援の方向性等についての情報を共有することで，利用者さんに寄り添った支援が可能になると思います．今後も，地域包括ケア推進に向けて，よりいっそう，連携を強化していきましょう．本日は，ありがとうございました．

Point
- 揺れ動く利用者の気持ちを確認し，寄り添っていく必要がある．
- 暴力や暴言の裏側には必ず理由があり，時間をかけて信頼関係を築くことが求められる．精神科へ相談が必要な場合もある．
- 身寄りのない方の場合，在宅でも，病院や施設でも，最期のときは1人で迎えることが多い．

●事例を振り返って●
その人らしい最期を支えるために必要な「連携」

独居，セルフネグレクト，看取り――このキーワードが浮かび上がる利用者支援には，福祉と介護と医療の連携が欠かせません．「連携」とは連絡を密に取り合って，1つの目的のために協働することです．

団地の階段踊り場にまで漂ってくる異臭，室内は足の踏み場もなく，5匹の飼い猫の糞尿や餌によって汚染されていました．その中で，徐々に衰弱していたFさん．車いすレンタルの申請をきっかけに地域包括支援センターが関わり，介護保険を申請し，ケアマネジャー，市役所の生活福祉課，在宅医療へとつながっていきました．この事例においてキーパーソンとなったケアマネジャーの役割は大きく，Fさんの思いを根気よく確認して寄り添い，多職種と連携したことで，最期までFさんらしく生きることを支援できました．Fさんの最期の言葉である「ありがとう，さよなら」がそのことを証明していたように感じます．

一人暮らしの方が，その人らしく最期のときまで生ききるためには，さまざまな専門職が効果的に連携しながら関わることが必要であると改めて感じた事例でした．　　（篠原 かおる）

森先生の視点

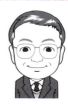

無縁の方でしたが，市役所のフォローと協働，医療・介護チームの多くの努力により，本人の「最期まで家にいたい」という意思を守ることができました．ケアマネジャーも訪問介護事業所も，頑張りましたね．市役所，地域，医療・介護チームの連携と協働は立派でした．

6 医療処置を必要とする無縁の人の在宅死を支える

KEYWORD　腎瘻・ストーマの管理　抗がん剤の継続　清潔保持困難　語らない人　生活保護

出席者（敬称略）※太字は事例提供者

医師　桑田 基子, 森　清　**看護師**　小野原 智美, **龍原 美賀**, 中山 美由紀
理学療法士　堀口 希美　**薬剤師**　松島 夕美子　**社会福祉士**　新井 敏文, 馬見塚 統子

事例の概要

利用者	Hさん，70歳代，男性，要介護4
現病	直腸がん，膀胱がん，横行結腸がん，両側水腎症
現病歴・経過	X年，胃がんにて胃を全摘．食道，膵尾部脾合併切除術施行．X＋1年Y月，腸閉塞で緊急入院し，再発による直腸がん，膀胱がん，横行結腸がんが見つかる．根治術が難しく，減圧目的で回腸ストーマ造設．Y＋1月，膀胱がんによる両側水腎症のため左腎瘻を造設し，退院．病名や病状はすべて告知されており，全身状態の観察と腎瘻管理，ストーマ管理等のために訪問看護が導入となった．Y＋4月，抗がん剤の治療開始．Y＋6月，腰椎圧迫骨折にて入院し，翌月に退院．訪問診療が導入となる．X＋2年Z月，オクトレオチド酢酸塩皮下注射開始．Z＋1月，しばしば意識が混濁．夜間対応型訪問介護を導入（安否確認，尿や便の廃棄，オムツ交換）．サービス担当者会議に生活保護のケースワーカーが参加し，在宅看取りの方向性やサービス内容の統一，本人の状態と予後の予測などについて確認を行う．Z＋2月，夜間，ヘルパーが訪問した際に「呼吸停止している」と電話があり，訪問看護師が緊急訪問．訪問診療医に連絡し，看取りとなった．
本人像	自身の生い立ちについては，あまり話したがらなかった．妻と生活した思い出を語った．生活保護のケースワーカーには毎月面会し，生活状況等を報告していた．
家族構成	妻が他界後は一人暮らし．
住宅環境	団地の5階に居住．衣装ケースや段ボール箱が部屋に雑然と積まれ，窓にカーテンはなく，大きな茶色の紙を洗濯バサミで吊るして日よけにしていた．エアコンはなく，暖房器具は小型の電気ストーブが1台あるのみだった．
社会的サービス	訪問診療：週1回～連日，訪問看護：週2回～連日，訪問薬剤管理指導：月1回，訪問介護：週1回～連日，夜間対応型訪問介護：2回／日（夜間），訪問入浴：0.5～1回／週，福祉用具貸与（介護用ベッド等），ゴミ出し支援
服薬（1日分）	オルメサルタン メドキソミル・アゼルニジピン配合剤（レザルタス®）1錠×1回（高血圧治療薬），テガフール・ウラシル（ユーエフティ®配合カプセル）4錠

服薬 (1日分)	×3回(抗がん剤), ホリナートカルシウム(ユーゼル®)25mg 3錠×3回(抗がん剤), トラマドール塩酸塩(トラマール®)OD錠 4錠×4回(がん疼痛・慢性疼痛治療薬)
検査データ	尿素窒素22.1mg/dL, クレアチニン 1.49mg/dL, ヘモグロビン 9.0g/dL
ディスカッションポイント	① 腎瘻の交換で毎月の通院を数年続け, 最期まで抗がん剤の内服を続けようとしたこと ② 安全・清潔, 鍵の管理をめぐる本人の思い, 医療・介護関係者の思いについて ③ 身寄りのない独居で, 最期の見守りのない状況で看取りをするための連携

抗がん剤での治療継続を希望

 新井(司会) 事例の紹介をお願いします.

 龍原 Hさんは, 多くの医療処置を必要とする方でしたが, 在宅療養を希望され, 一人暮らしで見守りのない中での在宅死を選びました. ただし体調が悪くなっても, 抗がん剤を飲み続けたい, 最後まで治療を諦めない意思があり, 本人にも在宅ケアチームにも葛藤がありました. また, 安全面, 清潔面で課題のある方でした. 最期が近づいてきたときには鍵をキーボックスに入れて, 在宅ケアチームが緊急時に入室できるように対策をとったのですが, Hさんは葛藤を感じていたようです. 身寄りのない一人暮らしの生活保護受給者の方を, 見守りのない中で看取るための連携について, お話ができたらと思っています.

ケアマネジャーさん, 市役所の生活保護のケースワーカーさん, 訪問薬剤管理指導を行っていた薬剤師さんからもコメントをいただいているので, ご紹介します(表2-1).

 森 訪問診療は, 亡くなる前年から入りました. 市役所の方が最初から関わってくださっていて, 本人と相談して延命処置はしない等の方針をすでに決めておられました. 私からも本人に, その方針を再度確認しました.

すでに開始されている治療は, 途中でやめにくいものです. 腎瘻も, 抗がん剤での治療も継続していました. 抗がん剤の治療は吐き気が続いた際に「やめましょうか」とお話しして, 最後にはやめることができました. 例えば, 抗がん剤は病院主治医が処方することに決めて, 腎瘻の人には病院で腎瘻を交換する際に抗がん剤を処方していただき, 在宅医が処方しないようにすることもあります. このようにすれば, 通院できなくなった時点で休薬できます. 一時的に服薬をやめても元気になったら治療を再開できますよと, 説明しておくことも可能です. やめ方を考えながら服薬を開始することも大切だと思いました.

 松島 訪問していた薬剤師は私の前任者でしたが, Hさんのことをよく覚えていました. Hさんが傷つかないようにする, よりどころを失わないようにする難しさを感じる事例です. 心のよりどころになっていた薬を中止する際は, 本人の精

表2-1 ケアマネジャー，市役所のケースワーカー，薬剤師のコメント

ケアマネジャーからのコメント

- 介入した当初は，説明していること，理解してほしいことが守れない性格の方だったので，不安を感じた．
- 自分でできることは何でも自分でやらなければ気が済まない性格で，自分のことは自分で決めてもらうように気を配ったものの，ときどきサービスの方針や身体状況と合わない選択をされるので苦労した．
- 一番印象に残っているのは鍵のこと．日中も寝て過ごすことが増えてきた時期に「緊急時にスタッフが自宅に入れるように鍵をキーボックスに入れて，見えない場所に隠しておくようにしたい」と伝えたところ，「これは僕の最後の砦だから，自分がダメだと思ったら僕から渡す．今は渡さない」と言われた．本人の意思を尊重してほしいと言われたような気がしてドキッとした．

市役所のケースワーカーからのコメント

- 常にしっかりしておられ，トラブルもなかったため，印象が薄く，あまり覚えていない．
- 毎月，きちんと面会に来られ，文句を言われることもなく，いつもニコニコと笑っておられた．
- 腎瘻の尿バッグを引きずって歩いていたことが印象的だった．

薬剤師からのコメント（旭 典之）

- 初回訪問時に，Hさんは「もう治らなくても，抗がん剤を継続することが今は心のよりどころなのだ」と強く主張された．まずはHさんの緊張を少しでもほぐさなければと思い，ベッドの周りに山のように積まれた時代劇のビデオカセットのことを話題にすると楽しくお話しされ，怒りの感情から楽しさの感情に変化した．
- 自己判断で薬を調整されていたり，飲み間違いもあるようだったので，残薬調整をこまめに行った．
- 基本的には人に見られたくないと思うストーマ，腎瘻を使用されていたが，自分はそれを安心して見せられる医療従事者（薬剤師）であることを説明し，かぶれや漏れがないかを確認した．
- 医師や看護師，ケアマネジャーには報告書だけでなく，気になったことは電話をかけたり，直接会ったりして伝えるようにした．
- テガフール・ウラシル，ホリナートカルシウムについては，吐き気や気持ち悪さが強くなり，薬を飲めなくなるまでしばらく続けることになってしまった．薬剤師として患者さんが理解できるようにしっかり必要性を説明できていればもっと早くに中止させてあげられたのではないかと感じている．

神状態がどのようになってしまうのか，気をつけながらお話をしないといけないと常に考えています．薬剤師のコメントには，Hさんが理解できるように抗がん剤の必要性を説明できていればもっと早くに中止できたのではないかと感じていると述べられていますが，服薬を中止することは私たち薬剤師だけではできないので，そのような思いを医師や看護師と共有して，同じ方向を向けるようにしていくことが必要だと思いました．

　龍原　腎瘻を造設して，根治術もできない中で，抗がん剤の治療をせずに退院されました．ただ，その後，月に1回，腎瘻の交換のために病院を受診する中で，退院して3ヵ月後から抗がん剤の服用を開始しています．抗がん剤を飲んで少しでもよくなりたいと思う気持ちは誰にでもあることですし，そのように願って服薬を始め，根治治療ではありませんが，少し延命する効果はあったのかもしれません．Hさんは病院の医師を信頼していて「先生が言うのであれば」と治療を始めました．しかし，先ほど森先生もおっしゃったように薬をやめるタイミングやその後どうしていくか等については，そのときは決めないで治療を始めたのだろうと思います．訪問診療が始まって，訪問看護師，ケアマネジャー，ヘルパーは非常に安心しました．それまでに頻繁に腎瘻のチューブが抜けていて，抗がん剤の副作用で状態が悪くなっているのではないかと不安だったのです．

　抗がん剤はHさんにとって心のよりどころでした．森先生が「中止していく方

2章 ● 事例から考える　一人暮らしの人を支えるポイント

向がよいのでは」と提案してくださったことがありましたが，Hさんは「初めから治療することを諦めるのではなく，やれることはやりたい．それで死ぬのであれば仕方がないけれど」と，生きることをまったく諦めていませんでした．この思いが，Hさんの根底にあったのかなと思います．

在 医 **森**　Hさんはしっかりした方で，明確な死生観がありました．いろいろなものに対して，自分のナラティブ（**Column1**）をもっているのだけれど，語ってくれないので，よくわからないことも多かったです．でも，自分で考えて最期まで家にいると言っているのだから，細かいところにこだわらずに大きく包み込みました．別の医師が「そろそろ薬をやめたら」と言ったら，「二度と来るな」と言われたことがあります．

在 看 **龍原**　抗がん剤は，副作用の怖さがあります．病院のように頻回に検査ができるわけではありませんから，抗がん剤は終了してはどうかとその医師がお話しされたときに，けんかになって「二度と来るな」と言われたのです．しかし，それでも根気強く関わってくださって，信頼関係を築き上げてくださいました．Hさんは，自分の意思にそぐわないことが起こると，すぐに癇癪を起こして，自分の思う通りの方向性にしたい方でした．

在 看 **小野原**　私たちにしてみれば，この状況で抗がん剤の治療を続けるのはどうなのだろうと思うけれども，薬剤師さんの初回訪問時にHさんが抗がん剤は心のより

Column❶　ナラティブ

　「ナラティブ」とは，言語的なもののほかに，感情や情緒的なものを含めて自分自身が語る「物語」のことです．また，その人が病むことや，その病む家族を介護することに対して嘆くこと，「なぜ？」と意味や原因を探ろうとすること，そのことに立ち向かおうとすることなどが，その人とその人を取り囲む人たちの「ナラティブ＝物語」となります．

　「ナラティブ」は，近年，多くの分野で注目されており，特に医療では「患者のナラティブを尊重する」といった使い方で，患者にしか語れない，これまでの体験や心理的な側面について，語りを通して医療者と話し合い，よりよい治療をするナラティブベースド-メディスン（narrative-besed medicin）の意味で使われます．また，医療で重要視されている「根拠に基づく医療」，いわゆるエビデンスベースド-メディスン（evidence-based medicin）とは，それぞれを補完する意味で，より質の高い医療の提供を目的としています．

　医療にかかわらず，その人にしか語れない「物語」や，語ることは困難な状況にあっても，その方の表情やしぐさから語られることにしっかりと向き合うことは，私たちには大変重要な姿勢であるといえます．

（中山 美由紀，森　清）

参考文献
1) 野口裕二：物語としてのケア-ナラティヴ・アプローチの世界へ．医学書院，2002．
2) 鶴若麻理，麻原きよみ編：ナラティヴでみる看護倫理．南江堂，2013．

どころと強く主張していることからも読みとれるように，本人にとっては，服薬し続けることが生きる希望で，絶対に取り上げられたくないことなのですよね．副作用のことなどを言われても，自分の思いを貫き通すのが，Hさんだったのではと感じます．

在 理 堀口 Hさんの事例を聞いて思い出したのは，訪問リハビリテーションを始めて間もないころに出会った利用者さんのことです．終末期で，亡くなる2週間前にリハビリのオーダーをもらい，「少しでも生きたい，よくなりたいからリハビリをしたい」とおっしゃっていました．リハビリを始めても血圧が不安定な状況が続き，体をさするだけの日もあったのですが，本人はリハビリを行った気分になり，生きがいを感じられていました．「よくなりたい」「生きたい」という気持ちを最期までもたれる利用者さんはたくさんいらっしゃいます．もし，リハビリ職がHさんに関わっていたら，抗がん剤の治療に望みを託していた気持ちを「リハビリでよくなる」という考えに移行でき，心のよりどころが変わり，苦痛を少しは緩和できたのかな……と思いました．人の手を借りたくないという気持ちを尊重し，本人の最大限の能力を生かしつつ，かつ安全性を確保できる方法が提案できたのかもしれません．

　がんや終末期で，生きがいをなくして絶望感に襲われる方もいて，森先生に「生きがいを見つけるリハビリテーションを」とオーダーを出されることもあります．その人の生きがいを見いだすのも，生きるという意味を維持させることも大切だと思っています．

在 医 森 抗がん剤といってもテガフール・ウラシルだから，これがもっと強いものだったら考えてしまうけれども．でも，痛みなどの苦痛もコントロールができていたのに最後にHさんから「ちょっとつらいから寝かせてくれ」と言われたときは，少しびっくりしました．

在 看 龍原 亡くなる1ヵ月ほど前から睡眠薬の服薬を始めました．服薬を始めるにあたっても，実はナラティブがあったのです．初めは「嫌だ」と拒否されていたのですが，体力が低下して苦しくなり，訪問のたびに「死にたい，早く殺してくれ」とおっしゃっていました．不眠が続き訪問診療の医師が「睡眠薬を飲むと楽になりますが……」と説明をしてくださったときに，「まだいらない」と拒否されました．3回ほど同じ話をしてずっと断られ続けていたある日，「もうすべて終わったから，先生，いいよ，薬飲むよ」とおっしゃったのです．実は，後からケアマネジャーさんにうかがったのですが，Hさんは光熱費の支払いをすべて済ませた後で睡眠薬の服薬に同意されました．最期まで，全部自分で手配して，自分の死期も判断された強い方だったのだなと，胸がいっぱいになりました．人の手をわずらわせたくない思いがとても強く，自分の手ですべてを終えて死にたいと思ったのではないかと思います．実際は，翌朝「よく眠れた」と満足そうでした．

在 医 桑田 ご自身の病気がどんどん進行していき，体調が悪くなる中で，ご自身で悟られ，事務的なこともすべて済ませてから旅立たれたのですね．

ヘルパーの精神面でのサポートは？

中山 一人暮らしの方なので，在宅療養を続けるのにはヘルパーさんたちの力が大きかったのではと思います．最期の時期が近づくと，入室した際に亡くなっていることも考えられます．ヘルパーさんの精神面でのフォローは，どのようにされていましたか？

森 Hさんの訪問診療をしていた数年前は，「がんの末期の人には入りたくない」と，ヘルパーさんに断られることも多かったです．訪問時に亡くなっていると，警察沙汰になるので嫌だと言われることが多かったのですが，少しずつ受け入れられるようになり，今はそのようなことを言う事業者は少なくなりましたね．「そのような場合でも，ヘルパーさんを守りますからね」とお話ししています．ヘルパーさんの気持ちのフォローも大切でしたね．それは訪問看護が一生懸命やってくださいました．

龍原 ヘルパーさんには，ケアマネジャーさんが「ご自宅で看取りを希望されているので，訪問した際に亡くなられていることもあるかもしれません」と事前に説明し，「それでもよいです」と引き受けてくださったのです．以前にも，同様の方を担当した経験があったようで，快く引き受けてくださいました．緊急時は，絶対に訪問看護ステーションに連絡してほしいこと，慌てて救急車を呼ばないようにしてほしいと重々説明をし，Hさんのお宅の室内に「ここに連絡してください」というメッセージと訪問看護ステーションの電話番号を貼り，連携をとっていました（**Column2**）．

本人のサインをどう読みとるか？

森 安全面や清潔面では，すごく心配だったね．

龍原 腎瘻の管理の安全面では，本来は安静を守ってほしい方でした．でも，Hさんはじっとしているのが苦手で，安静を守ることが難しく，途中からは「出かけないでください」と言うのもやめました．本人のやりたいように人生を全うしてもらおうと気持ちを切り替えて，在宅ケアチームがみんな同じ方向を向くことができました．

腎瘻のチューブが抜けてしまうことはたびたびあり，そのような状態でも「お金がもったいないから」と月1回の腎瘻の交換のための通院もバスで行かれていました．いつも尿バッグをずるずる引きずって歩いていましたね．

でも，腎瘻のチューブが抜けて尿が出なくなったら死んでしまうことはわかっていたので，一生懸命病院に行くのです．生きるためにやらなければいけないことは頑張ってやるのですが……．

森 チューブが抜けないように努力はしていなかったかもしれないね．

龍原 そうなのです．抜けない努力はしないのです．とても不思議な人でした．

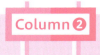

ヘルパーと看取り

　在宅で終末期にある利用者の訪問時のヘルパーとの連携は，ヘルパーが看取りに対して恐怖心をできるだけ抱かないようにすることが必要だと考えています．

　そのためには，現在，利用者が終末期のどの段階にあるのか，そして「どのような変化が予測されるのか」「変化があったときにどのように対処し，どこに連絡するのか」をわかりやすく伝えておく必要があると思います．また，不安なことや確認したいことなどがある場合にはいつでも連絡するように伝えておくことも大切です．

　終末期の段階によって，症状が変化する速度も変わることから，状態によっては密な連携が必要になります．多くの場合，ケアマネジャーを介しての連携ですが，微妙なニュアンスや細かなケアなどは，看護師が直接伝えるように心がけています．また，ヘルパーからの情報は終末期の状況を判断するために大切な要素となります．その報告をもとに看護師が直接確認することも重要だと思っています．

（龍原 美賀）

私たちが考える清潔観念や家屋や身なりの状況が，ハイレベルなのかもしれませんが，もう少し何とかならなかったのかと思います．

在　医　**森**　あまり清潔感がないかんじだったよね．このような空間で腎瘻管理をしていてよいのか，皮下輸液をしてよいのかと問われると考えてしまうかんじではあったけれど，それが彼の世界だったのだよね．あまりの状況に「どうしてこうなっているのか？」と尋ねても答えてくれなかったからわからずに，受け入れざるをえなかった．

在　看　**龍原**　何度片づけてきれいにしても，その次に行くとぐちゃぐちゃになっているのです．体力もそんなにないはずなのに，どれだけ動いているのだろうと思っていました．這ったり，いざったりしてでも冷蔵庫まで行ってアイスクリームを食べ，嘔吐しながらベッドに戻るので，吐物が散乱しています．上手にストーマから便が捨てられなかったりして，行くたびに家のいろいろな場所が汚れていたし，うっかり漏らしてベッドが汚染されていたこともありました．ときどき，発熱することもありましたが，敗血症にならなくてよかったです．

　でも，われわれは家屋の中を少しでもきれいにしたいとずっと思い，努めました．Hさんの部屋にはカーテンがなく，窓際に茶色の大きな紙が吊るしてありましたが，それでは冬は寒いですし，夏も日差しが防げないので，担当だった看護師が家で使わなくなったカーテンをもってきて環境の整備をしました．また，何度説明しても引きずってしまう尿バッグを引きずらないようにするための袋を看護師が手作りしてプレゼントすると，「おしっこのバッグにするのはもったいないから，買い物バッグにするね」とすごく喜ばれるなど，チャーミングなところがある方でした．だから，みんなが集まって，寄り添う気持ちになったのかもし

小野原 Hさんにとっては，腎瘻やストーマの管理はこだわりのポイントではなかっただろうと思われるので，すごく大変だったと思います．一般的な目線で見てしまうと，1人で家で暮らすためには自立することが必要と思ってしまいますが，Hさんは抗がん剤の治療を続けたい，食べたい物を食べたいという思いが強くて，ほかの部分はお任せでよいと考えられていたのですよね．

中山 抗がん剤にしろ，環境にしろ，Hさんなりのこだわりがあったのだと思います．こちらの「こうあるべき」は押しつけられませんし，こだわりを尊重することが大切だったのではないかと思いました．吐いてもアイスを食べたい．これは環境を変えてしまったらできません．「清潔にしろ」と言われても，これでもなんとかやれているから，このままでよしとする選択肢もある．Hさんなりのこだわりがある中でも生きていけるし，やれることはやれる．それが彼の真意をとらえていたのではないでしょうか．症状が激変する中で，本人のナラティブは読みとりにくいのかもしれないけれど，そのこだわりの中から見えてくるものは，やはり拾ってあげなくてはいけないですよね．

小野原 医療が入っていく中で，やらなければならないこと，守らなければならないことはもちろんあって，それを行ってもらうようにただお願いするのと，本人が大切にしていることをわかって関わるのとでは，関係性がまったく変わってきてしまいます．本人が大切にしてきたものを，この場で振り返ることができてよかったです．

中山 Hさんの生きる意味，やるべきことは何だったのか．症状が変遷していく中ではゆっくりナラティブを聞くことは難しく，ナラティブも見えてこないものです．でも，そのようなときに，在宅ケアチームがやるべきことがあったのではないかと思うのですね．何かサインは出していただろうし，それを見いだして，そのときに何をすべきだったかをディスカッションできればよいと思いました．

森 ナラティブが見えないけれどもサインだけ見えたときに，動揺するわれわれが何をしたらよいのかは，いつもよくわからないよね．そのままを受け入れて，帰ってきてしまう．

龍原 Hさんは，自分のことや昔のことは，本当に語りませんでした．そこは，私たちに一切フタをしていたのだと思います．今，過ごしている生活のことや，妻と暮らして幸せだったころのことなどは，お話しいただけたのですけれど．

森 それもときどきで，滅多に話さなかったよね．

龍原 誰にでも言いたくない過去はあると思うし，そういった大きなものを抱えていらっしゃるように見受けられました．無理して聞き出すべきとは思いませんでしたし，本人が今思うこと，望んでいることを，私たちができる範囲でどのようにかなえられるかを大切にして，スタッフと常々話し合い，ほかの職種の方と連携をとったりして関わりました．ただ，本当に彼の望んだことは何だったのか．最後まで，何度確認しても，意識がもうろうとする中でも「家にいたい」と言って

[在][医] 森　われわれは，たぶん丸ごと受け入れてしまうのだよね．何を言っているのかわからなくても，受け入れてしまうのです．

[在][看] 龍原　最期が近づいてきたときに「この人を完全に孤立した状態にしないで送るのだ」と，Hさんの事例では特に思いました．自分たちが最後の砦となって，最期までつながるという覚悟は，いつだって，在宅ケアチームはみんなもっていると思います．そこに自分の気持ちを落ち着けないと，寄り添えなかったのかもしれません．

[在][医] 森　その覚悟で，チームが一致できたということなのかもしれないね．

[在][看] 小野原　それは，最初からできていたことではなくて，利用者さん1人ひとりに関わっていく中で，「多少，清潔ではなくても大丈夫なんだ」など，「こういうのもあり」という感覚が養われてきたのだと思います．Hさんが「家にいたい」とお話ししてくださったのは，よかったですね．

[在][看] 龍原　最期まで家にいたいという気持ちは絶対にぶれなかったし，どんなに本人が苦痛を感じていても，「入院したほうが楽なのでは？」と言っても，「家にいたい」という気持ちはぶれなかったのです．

[在][医] 森　「なぜ家にいたいのか」というのは，教えてくれなかったのだよね．

[在][看] 龍原　「どうして？」と聞いてみたりもしたのですが，「あんな所（病院）にいてもしょうがないだろ」という返答でした．

　Hさんは，言葉では言い表せなかったけれど，ずっと関わっていくうちに，物を定価より安く買うことなどが嬉しくて，楽しいと感じていることがわかりました．自分が今までしてきた普通の生活，亡くなった妻と生きてきた生活の延長のようなものをただただ続けたかったのだろうと思います．

[地][社] 馬見塚　Hさんの事例を振り返る中で，いろいろなサインを出されているけれど，語らない方をどう理解するかという観点では，在宅ケアチームにはその人のことを理解したかったという気持ちがあったかもしれませんが，本人は周囲の人に自分をもっと理解してほしいと思っていたか，どうなのでしょう．最期，Hさんが亡くなられたときの表情をご覧になって，皆さんはどう感じたのか．長い関係性の中の会話で，ご自分のナラティブを話される方もいれば，自己開示をしない方もいるので，本人の気持ちを尊重してもよいように感じました．

[地][社] 新井　お互いの価値観に距離があり，専門職の方々は自分たちが否定されたようでかなり不安になられたのが伝わってきました．それでも本人のことを理解しようとし，自分の価値観を見つめ直して気づくことがあったからこそ，本人の意見を尊重したケアを行えたのだと思います．関わった方々が苦しみながらも本人に寄り添うことができた事例でした．

Point

- 利用者が語りたくないことは無理に聞きださず，本人が今思っていることを大切にし，丸ごと受け入れる．
- 在宅での看取りを希望している利用者の場合，ヘルパーへの精神面でのサポートを行うことが必要．不安なこと，確認したいことをすぐに連絡できる体制をつくり，細かなケア等は訪問看護師が直接伝えるなど，密な連携を行う．
- 在宅ケアスタッフが，最期まで利用者とつながる覚悟をもって関わる．

●事例を振り返って●
生活と医療のバランス

　がん治療のために貯金を使い果たし，生活保護を受けることになったHさんは，ある日「今とても楽しいです．支給される生活費の中でやりくりをして買い物をするのが楽しい．ありがたいです．もう少し楽しませてもらおうと思っています」と，屈託のない笑顔で話してくださいました．そのとき，腎瘻やストーマのトラブル予防や感染症予防などさまざまな医療管理や処置のために，ある程度の安静が必要だったHさんにとって，それらは医療者が思うほど大切なことではないのかもしれないと感じました．それならば，その日々の「小さな幸せが続けられるように」「最期まで家にいたい」という望みを全うできるように，医師をはじめとする在宅ケアスタッフ全員が，密な連携をとり同じ方向に向かって関わっていけるように力を注ごうと思ったことを覚えています．私にとって今回の事例は，どこまで治療をしたいのか，その治療によって生活上どのようなことが起こるのか，本当はどのような生活を送りたいのかなど，生活と医療のバランスをうまくとっていくことの大切さをあらためて考えさせてくれた事例でした．

（龍原 美賀）

本人はがんの告知を受けていて「自分は最期まで奥さんとの思い出のある家にいるんだ」という明確な思いをもっていた方です．お金の支払いのこと，抗がん剤のこと，鍵のことなど，1つひとつに強い思いがありましたが，その根拠となる深いナラティブは聞くことができなかったし，聞くべきではないのかなと途中から思っていました．ヘルパーさんが呼吸停止を確認しましたが，事前にきちんとフォローできていたので，安心して看取りができたケースでした．

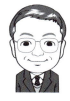

森先生の視点

7 社会福祉士がつないだ無縁の人の終末期の支援

🔑 KEYWORD　診断後すぐの看取り　成年後見制度　葬儀　語らない人

■出席者（敬称略）※太字は事例提供者

医師 長坂 省三, 森　清　**看護師** 小野原 智美, 篠原 かおる, 中山 美由紀
理学療法士 堀口 希美　**社会福祉士** 新井 敏文, 奥野 朋子, 田村 隆, **馬見塚 統子**
介護支援専門員 浦上 優子, 富田 明彦　**葬儀社** 小山 貴広, 萬福 薫

■事例の概要

利用者	Iさん, 60歳代, 男性
現病	S状結腸がん, 多発肝転移, がん性腹膜炎, 大腸イレウス
現病歴・経過	X年Y月, 腹痛で受診し, S状結腸がん, 多発肝転移, がん性腹膜炎, 大腸イレウスの診断を受け, 入院. Y＋1月, 主治医より本人へ病状説明があり, 予後は2～3ヵ月, 抗がん剤の効果が表れれば予後は2年程度であろうと言われた. 身寄りがなかったため, 早期に医療ソーシャルワーカー（MSW）と退院調整看護師が介入. Y＋2月, 横行結腸ストーマを造設し, 退院. 1週間後に再入院してCVポートを造設し, 化学療法を導入予定であったが, 体調不良により見合わせ, Iさんの希望で訪問診療と訪問看護を利用しながら, 緩和ケア病棟への入院を支援することとなり, 退院. 入院時から始めていた地域の社会福祉士との任意後見契約, 葬儀社との葬祭の相談, 緩和ケアを行う病院への入院の申し込みを支援した. 10日後に再々入院し, 入院して7日後に死去. 診断されてから, およそ2ヵ月で亡くなった. 任意後見契約とあわせて死後事務委任契約を受任した社会福祉士が姉へ連絡をとり, 死後事務を行った.
本人像	地方出身で, 30年ほど前に上京. 貯蓄があった.
家族構成	単身で生活. 実家に姉がいるが,「連絡しないでほしい」と繰り返し話していた. 死後は, 実家のお墓ではなく, 合同墓地での合祀を希望し, 社会福祉士を介して契約された.
住宅環境	ワンルームの賃貸アパートの2階に居住.
社会的サービス	訪問診療：月1～2回, 訪問看護：月1～2回, 限度額適用認定証の発行, 身体障害者手帳の取得, 任意後見契約, 委任契約, 死後事務委任契約, 緩和ケアを行う病院への入院申し込み
服薬（1日分）	ゾルピデム酒石酸塩（マイスリー®）錠5mg 1錠×屯用不眠時（入眠薬）, 大建中湯25mg 3包×3回（漢方製剤）

> **ディスカッションポイント**
> ① 本人の思いと親族の思いに温度差がある場合は，どう対応するか？
> ② お金はあるが，身寄りのない方の社会的不利とは？
> ③ 無縁の人にとって住み慣れた地域で生活を送ることの意味は？

短期間での支援

馬見塚（地/社）　これまでは医療系の事例が続いていましたが，今回は死後の手続きなどを含めて，福祉職が対応した事例です．Ⅰさんは60歳代の男性で，介護保険は未申請でした．腹痛で受診し，S状結腸がん，多発肝転移，がん性腹膜炎，大腸イレウスと診断され，即入院となりました．身寄りがないため，入院早期にMSWと退院調整看護師が介入しています．受診してから約2ヵ月間で入退院を3回され，最期は病院で亡くなりました．一人暮らしの方で，実家にはお姉さんがいましたが，Ⅰさんの存命中は連絡しないでほしいとの希望だったため，家族がいない中で最期までどう支えていくのかを考え，慌ただしく支援した事例でした．

中山（司会）（在/看）　2ヵ月という短期間で支援できたのは，早期にMSWと退院調整看護師が介入していたことが大きかったと思います．MSWの奥野さんがⅠさんに関わられたのは，どのタイミングだったのでしょうか？

奥野（病/社）　Ⅰさんが入院された日に，病院の医事課から「限度額適用認定証の提示がないので手続きを促したいのだけれど，一人暮らしで身寄りがなく，お願いできる人がいない．MSWに対応してほしい」と連絡があり，本人に会いに行きました．MSWが支援することに同意が得られたので，市役所に連絡して手続きの方法を確認しました．本人が「支払いについて心配している」と訴えられたため，医事課から速やかに連絡が入りました．

中山（在/看）　意識がない方の場合は，どのようなタイミングで関わられるのでしょうか？

奥野（病/社）　病棟から「身寄りがなく，意識が混沌としている患者さんがいる」や「患者さんに支援者がいない」という視点から，医師，看護師，医事課からMSWにすぐ連絡が入るので，入院した日から支援を開始することが多いです．

馬見塚（地/社）　Ⅰさんは病状が重かったため，急変したときに連絡する親族がいなかったり，亡くなったときに遺体の引き取り手がいなかったりすることに対して，病院側はかなり敏感になっています．それで，奥野さんにすぐ連絡をとったのではないでしょうか．

中山（在/看）　病状が重いと，本人への告知をどうするかも大きな課題となりますね．

森（在/医）　Ⅰさんの事例は，速やかに告知されていて，本人がいろいろと決断できるように促していただけたのではないかと思います．

馬見塚（地/社）　身寄りがないことを聞いて，奥野さんが東大和市役所の高齢福祉課に，そのような場合の対応方法を聞いてくださいました．市役所で個別の対応をしてくれるのは，高齢福祉課の高齢福祉係の2名のケースワーカーさんです．今，東大和市には65歳以上の高齢者が22,000人ほどいますから，ケースワーカーは孤独死

や高齢者虐待の支援だけで日々手いっぱいです．Ｉさんのように経済的には自立していて，判断力もある場合は，成年後見制度の利用を勧められます．

(病)(社) **奥野** 入院後6日目に，病棟から急変時の対応について確認があり，市役所に連絡しました．高齢福祉係に「本当に親族がいないなら関わりますが，本人にもう一度確認してもらえませんか？」と言われ，再度，Ｉさんに親族の有無について病棟師長と一緒に確認しました．入院中はよほどのことがないかぎり連絡はしないことを約束して，親族であるお姉さんの連絡先をやっと聞き出しました．「姉は体が弱いので心配をかけたくない」とおっしゃっていました．

任意後見制度の利用

(地)(社) **馬見塚** 親族に伝えることができないため，制度を利用してＩさんの今後を支援していかなければなりません．奥野さんが「ぱあとなあ東京」*¹に連絡をとったところ，ぱあとなあ東京の方が成年後見制度について本人に説明することは可能なものの，その時点から費用が発生する上に，東京都のどの地域の方が担当になるのかもわからない印象だったそうです．ぱあとなあ東京の方が「保証人のこと以外にも，退院した後に地域でどのように生活していくかも考えなければならないので，地域包括支援センターに相談されたらどうですか？」とおっしゃられて，奥野さんが私に連絡をくれました．

成年後見制度は，制度の利用を開始するまでに時間がかかりますから，すぐに動くことが必要です．Ｉさんはこの地域の病院に入院されていますし，地域の人の力を借りたいと思いました．そこで，ぱあとなあ東京の会員で，社会福祉士の活動でいつも顔を合わせている田村さんに相談しました．

(社) **田村** Ｉさんはご自分で意思決定ができる，しっかりした方でした．そのため，判断能力が不十分な場合に利用できる成年後見制度である法定後見は使えません．また，親族がいるけれど，連絡をとりたくないとおっしゃっているので，死後の手続きのことも考える必要があります．

Ｉさんとお会いしたときに，任意後見のかたちで後見人を希望されるのであれば対応できることをお話ししました（**Column1**）．任意後見であれば，死後事務契約，委任契約のかたちで関わりながら，万が一，判断能力がなくなった場合には監督人をつけることもできます．これらの手続きは，信頼関係がないと行えませんから，本来はとても時間がかかります．でも，Ｉさんの場合は短期間で動かなければならない．私は同じ地域にいて動きやすいこともあって，引き受けることにしました．

当時，ぱあとなあ東京では，任意後見だけの契約を結ぶのではなく移行型の見守り支援の契約を結ぶことを推奨しており，事前にぱあとなあ東京に本人の情報

＊1　**ぱあとなあ東京**　所定の成年後見人養成研修を修了した社会福祉士の組織．

法定後見と任意後見

　成年後見制度は判断能力が十分でない方の権利や財産を守る仕組みで，法定後見と任意後見の制度があります．

　法定後見は本人の判断能力がすでに不十分な場合に利用できる制度で，家庭裁判所が親族や専門職（弁護士，司法書士，社会福祉士等）から援助者としての成年後見人（または保佐人，補助人）を選任します．選任された援助者は本人の判断能力の状況に応じた代理権，取消権を有しての援助を行います．

　一方，任意後見は本人の判断能力が十分あるときに，あらかじめ自分が選んだ方（任意後見人）と，判断能力が不十分になった場合の代理権等について公正証書により契約する制度です．将来，判断能力が不十分になったときに契約の効力が生じて任意後見人の援助が始まります．任意後見の契約時にあわせて，元気なときからの見守り契約や死後事務の委任契約を行うこともあります．任意後見は，法定後見と違い自分が選んだ方に自分らしい人生を送ることを託せるというよさがあります．

　どちらの制度でも，選任された成年後見人，保佐人，補助人，任意後見人は関係機関や親族等との良好な連携に努め，本人の意思決定を尊重して行動することが大切だと感じています．

（田村　隆）

を提出してぱあとなあ東京の委員の面接を本人が受けることが必要でした．Ｉさんの場合は，とにかく時間がなかったので，顔見知りだった委員に連絡して大至急来てもらい，面接を行いました．次に，公証役場で公正証書をつくる必要があり，公証役場の方と契約書の作成を進めていきました．実際に，公正証書の契約をしたのは，3回目の入院中，亡くなる2日前でした．

馬見塚　本来は，公証役場に出かけて公正証書をつくるのですが，Ｉさんは体力的に難しいので，公証役場の方が入院先に来てくださいましたよね．

田村　もちろん出張費がかかってしまいますが，本人の経済状況からみれば問題ありませんでした．貯蓄があったため，制度につなぐことができました．経済的な余裕がない方だと，この制度につなぐことは，困難なことが多いです．この契約がなされていなければ，死後事務に関して私は動けませんでしたから，本当にギリギリのところで契約ができました．

馬見塚　死後事務の内容は，アパートの処分，家財の整理，ライフラインの整理などでしたか？

田村　一番最初に，お姉さんに連絡をとりました．Ｉさんの死を伝えたときには驚かれていて，私がどういう立場の人間か，状況を説明しました．死後事務契約に沿って手続きを進め，財産相続や家の片付けを行うことの了承を得ました．最終的に，通帳などの遺品を持って，実家までうかがいました．その際，ご家族はＩさ

んが家を出てから亡くなるまでの30年間にどのような生活をしていたのかなどを聞こうとされていました．相続の手続きは，東京で行うことが必要なものだけ，私がサポートして行いました．Iさんの場合の死亡届は，「家屋管理人」として病院長の名前で提出しました（**Column2**）．

森　多くの方が関わって，公証人役場の方が病院まで来てくださったのですね．田村さんのご労苦によって，お姉さんとも和解されたようにも感じました．

Column❷

無縁の人の死亡届

死亡届（**図**）の書式は何十年も変更がありませんでしたが，平成19（2007）年に戸籍法の一部が改正され，死亡の届け出は親族，同居者，家主，公設所の長などのほかに後見人，保佐人，補助人および任意後見人もこれをすることができることになりました．このことは時代の変化とともに家族構造が変わりつつあることの表れと思われます．

Iさんのように後見制度が間に合わなくても，病院で亡くなられた場合には「家屋管理人」としての病院長の名前で届けを出すことがあります．借家住まいの場合は家主が届け出可能です．問題は，無縁の人が自分の持ち家である自宅で亡くなられた場合です．誰が届け出をすることになるのでしょうか？

「墓地，埋葬等に関する法律」の第9条（区市町村長の埋葬・火葬の義務）により（故人の身元が判明しているが）死体の埋葬または火葬を行う者がないときまたは判明しないときは，死亡地の区市町村長がこれを行わなければなりません．つまり死亡地の福祉事務所長（役所の福祉部門長）が届出人となります．

行旅死亡人（故人の名前や住所不明）の場合も福祉事務所が対応しますが，どちらにしても対応した区市町村（生活福祉課が取り扱うことが多い）がいったん費用を立て替え，都道府県が年度末に支出することになります（政令指定都市，中核市を除く）．

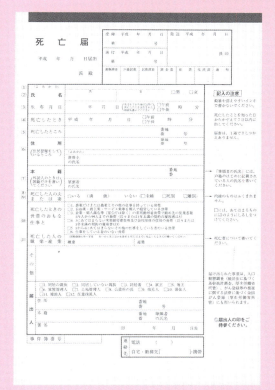

図　死亡届

（馬見塚 統子，萬福　薫）

「家族へ連絡しないでほしい」と言う場合の対応は？

[社] 田村 ディスカッションポイント①の本人と親族の思いの温度差は，それほど感じませんでしたね．「何で教えてくれなかったの？」と言われると困るんです．そのため，Iさんに「生前は家族に連絡をとらないでください」と一筆書いてもらい，お姉さんにそれをお見せしました．

[在][医] 森 それは私も書いてもらいました．ときどき，訪問診療をしている医師から「家族に伝えないでくれ」と言った患者さんの言葉に従っていたら，家族に怒鳴り込まれたという話を聞きます．やはり，家族には伝えたほうがよいのでしょうが……．市役所に確認するなど，複数の機関や人が関わって何かあった場合に本人の意思を複数の人間で担保できるような体制づくりをしておくことも必要だと思いますね（2章5 Column1 参照）．

[社] 田村 私も，知らせられるのであれば知らせたかったです．ただ，本人の意思を尊重するという点から見ると，本人が判断できる中でしたことなのです．認知症などで判断能力が低下している場合には，親族から「本人はわからないで言っていたのではないですか？」などと言われることがあります．

[在][看] 中山 訪問看護では，利用者さんが「親族に連絡しないでほしい」と言った場合，どのようなアプローチをされていますか？

[在][看] 篠原 すごく悩むところだと思います．まずは，本人がなぜ親族に連絡をとってほしくないのかを考えます．Iさんの場合は，病弱のお姉さんに心配をかけたくないという思いがありました．反対に，親族のほうが「連絡をしてこないで」と言う場合には，積極的に連絡をしないようにしています．連絡を受ける側の思いも考慮しつつ，連絡できそうな場合は連絡をしたいと考えています．

[在][看] 中山 連絡をとるタイミングはいつごろですか？

[在][看] 篠原 やはり，余命が月単位，もしくは週単位の頃ですね．

[在][看] 中山 では，Iさんの場合，訪問看護は亡くなる2週間前に開始されていますから，介入したときはすでに伝える時期でしたね．

[在][理] 堀口 家族以外に，連絡をとりたかった友人や関係者はいらしたのですか？

[社] 田村 確認はしましたが，本人は「連絡しないでほしい」とおっしゃいました．どれだけ関係のある友人がいたかどうかはわかりません．

[病][社] 奥野 自分自身の記録を振り返って，Iさんとの関わりで少し後悔が残っているのは，どうしてお姉さんと連絡をとりたくなかったのか，この方の生活背景のインテーク[*2]がなかったことです．なぜ，このときにインテークをとらなかったのか．意思表示もきちんとできる方でしたから，病気がわかって入院した早々に本人の思いをもっと確認した上で，皆さんに引き継げばよかったというのが自分自身の反省点です．そこができるのが，MSWの仕事だと思っています．

＊2　**インテーク**　面接で本人や家族から話を聞いて，問題点や希望等を明らかにして支援につなげること．

在 医 **森** Iさんは過去を語りたがらなかったからね．訪問看護でも訪問診療でも聞き出せなかったから，たぶんインテークでも聞き出せないと思って書いていなかっただけではないですか．

在 看 **篠原** 初回面接のインテークで，最初から最期まで一貫してぶれなかった「家族には連絡してほしくない」ことを引き出せていますし，きっと心を開いてくださるような関わりができていたのだろうなと感じます．

在 ケア **浦上** 奥野さんが本人と約束をしてお姉さんの連絡先を聞き出せたのは，入院という短い期間の中で信頼関係が構築されたからだと思います．これがなかったらお姉さんとはつながれなかったので，聞き出せてよかったですね．

在 精医 **長坂** 本人の思いと家族の思いに温度差はあまり感じなかったとのことですが，本人と家族の間に誤解やわだかまりのようなものがあったのか，迷惑をかけたくないという言葉が本心だったのかなど，もう少し詳しく聞き出すことはできなかったのか？ わだかまりを解消して，もっと違ったかたちで最期を迎えることもできたのではないか？ という思いが，どうしても残ってしまいます．

在 ケア **浦上** 「家族に連絡をとらないでほしい」と言うのには，本人の決意があると思います．生前に一筆書いてもらったのは，家族が「なぜ死ぬ前に教えてくれなかったのだろう」と思っても，この一言で本人の意思がわかるので，お姉さんも，弟さんの生きざま，死にざまを納得できたのかなと思いました．

　家族が多様化し，複雑化していて，子どもがいても絶縁状態になっていることもあります．古い手帳に，家族の電話番号が書いてあるのを見つけたりすることもあって，このまま連絡をしなくてよいのだろうかとすごく迷います．実際に，亡くなる前に連絡をとることもあり，いきなり知らない人から電話がかかってくると怪しまれるのではと思い，手紙を書いたこともありました．その手紙がきっかけで，お子さんが会いにきてくれるようになったこともありますし，拒否的な方には利用者さんの様子と居場所を伝えて終わりにしました．1人ひとりの状況によって方法は違うし，タイミングもあるので，難しいというのが実感です．

地 ケア **富田** 「親族に連絡をとらないでほしい」と言って最期を迎える利用者もいらっしゃいます．親族からは「どんな生活をしていたのか？」「声をかけてほしかった」と言われたという話を聞くこともあり，本当に難しい問題だと感じています．また，「親族がどこかにいるので探してください」「親族を探す方法を教えてください」と言いながら亡くなった方を担当したこともありました．その方は過去にトラブルがあり，本人と家族の思いにギャップがあったがゆえに最期はつながることができず，Iさんの事例を複雑な思いで聞きました．

在 看 **小野原** Iさんは，家族に迷惑をかけたくないけれども，1人で旅立っていくことはやはりつらかっただろうと感じます．専門職として，1人で旅立つ人の気持ちに寄り添って関わり，家族に伝えないでほしいという気持ちを大切にしながら，そこまでの時間を支えたいです．

在 看 **中山** 弁護士や司法書士も後見人になれますが，Iさんのケースでは，社会福祉士

という職業で，生活全体をみている方が後見人に立ったのが一番よかったのかなと感じました．

社 田村 身上監護*3に関しては，弁護士や司法書士よりも専門的に関われるのかもしれません．ただ，財産管理に関して専門ではないからわからないとは言ってはいけないと思っていますので，人によるところはあると思います．社会福祉的に動いてくれる弁護士や司法書士もいます．

無縁の人の葬儀

在 看 中山 葬儀については，事前に契約を済ませていらっしゃったのでしょうか？

地 社 馬見塚 Ｉさんと，亡くなった後のことを相談したときに，「実家にお墓はあるけれど，もう付き合いもないから，入らなくていいです」とおっしゃいました．以前，葬儀社のあさひセレモニーさんとお会いしたときに，無縁の方が利用できる納骨堂があるとうかがっていたので，自宅に来てもらい，本人と葬祭についての契約を交わしました．

葬 小山 Ｉさんは意思をはっきり示すことができ，直接お会いして亡くなった後にどうするのかを具体的に相談することができました．これは，われわれにとっては非常に助けとなりました．相談員さんから，意識がはっきりせず，所持金もない方の相談を受けることも多いのです．

　Ｉさんは，合祀を希望されていたので，弊社の納骨堂に入られました．1年ほど骨つぼで保管し，最終的には骨つぼから遺骨を出して皆さんと一緒に納めています．気持ちが変わって，後から「遺骨を引きとりたい」と言う家族もいるので，安全策をとっているのです（**Column3**）．ここ数年で，納骨堂でお預かりする遺骨の数が急激に増えています．以前は，年間100体前後だったのが，今は年度にもよりますが300体前後です．

地 社 馬見塚 Ｉさんは，合祀するときに家族の意向も確認してほしいとおっしゃられていましたよね．

葬 小山 お姉さんの意向を確認しました．

社 田村 お姉さんは「お墓はどこにあるのですか？」と尋ねられ，場所を気にされていました．

在 医 森 お墓参りをしたかったのかもしれないですね．

在 看 中山 身寄りのない方に対して迅速な対応を行う葬儀社は少ないと聞きます．なぜ，あさひセレモニーさんは，そのような対応をしてくださるのでしょうか？

葬 小山 私たちが自負しているのは，小回りが利くことと，臨機応変な対応ができることです．葬儀を行うお金がないケースは少なくなく，市役所等から相談されます．生活保護受給者であれば葬祭扶助を適用して費用を負担いただけますが，

---

*3　**身上監護**　後見制度で後見人が被後見人の生活，医療，介護等の契約や手続き等の事務を行うこと．

Column ❸ 遺骨の送付

　Iさんのように遺骨をどうするのかがネックになるケースは多く，遺族が遺骨の受けとりを拒否することもあります．「遺骨は引きとるけれど，取りに行けないので送ってほしい」と言う方もいて，郵便局のゆうパックで送っています．割れ物のシールを貼り，きちんと緩衝材を入れており，今までに事故はありません．しかし，配送の途中で骨つぼが割れたり，骨つぼ自体が届かずに行方不明になったりすることも考えられます．責任問題が発生するため，遺族には遺骨送付承諾書に署名・捺印をいただいて，事故があっても一切異議申し立てはしないと承諾を得た上で発送しています．　　　　　　　　　　（小山 貴広）

　それが間に合わない方や高齢福祉で対応している場合は，残っているお金でしかやりようがありません．そういった場合は，甘んじて受けています．大きな会社になればなるほど，こういった対応ができませんし，町の小さな葬儀屋さんでも難しいところがあり，中堅クラスの私たちが引き受けています．困っている人を私たちが引き受けなければ，ほかのところでも引き受けてもらえない．だから弊社に相談がくるし，それが葬儀社の責任であると考えて対応しています．

地 社 **新井**　亡くなった後，実家のお墓に入るのではなく，共同の納骨堂への合祀を望まれたのは，相当な覚悟があったのだろうと思います．最期まで1人で過ごし，亡くなった後も1人でおられることを選んだことに，Iさんの精神力の強さを感じます．

無縁の人の社会的不利

地 社 **馬見塚**　ディスカッションポイント②の社会的不利について話したいと思います．Iさんの入院中に緩和ケアを行う病院を探す支援をしました．奥野さんから情報をもらいながら，申し込みが多く混んでいる病院は避けて5つの病院に問い合わせをしたのです．ある病院は「身寄りがないことは特に問題ない」と言ってくれました．小さな病院は，「最期に看取るためだけに受け入れるとすると，関係性ができていないので，少し前から外来にかかって最期は入院するという関係性の構築が必要なのでは？」と，まっとうなことを言ってくれました．また，「身寄りのない人は，手術をした病院が最期まで面倒をみればよいのでは？」と冷たい反応だった病院もありました．「家族がいないと医療同意がとれないので，無縁の方のケースは受けていません」と言った病院もあり，病院によって対応が違って，親族がいないことで選択肢が狭まっているように感じました．お金があっても身寄りのないケースではそういったことがよくあるのでしょうか？

病 社 **奥野**　病院は，スムーズに最期のときを迎えることを望んでいます．Iさんの場合は，関係機関もついていて，見通しも立っていて，本人に金銭的なゆとりがあり

支払いが滞りなくできていたとしても，相談している段階では後見人はまだついていませんでしたし，病状の進行も早く，このような患者さんを受けてくれる病院は限られてきます．

地 社 **馬見塚** 今は病院の機能が変わってしまい，救急病院はどんどん次の病院へバトンタッチしていかなければならないし，次の病院に引き受けてもらうには，手続きをする家族がいなければならない．支払いの保証がないと，次の病院は受けてはくれません．こういったところが整っていないと，不利益につながってしまうと感じます．逆に，特別養護老人ホームは，長く付き合う生活の施設でさまざまな事情の方がいらっしゃるので，特養ではあまり問題になりません．機能分化された病院や介護老人保健施設は一時的な居場所なので，家族がいない，24時間連絡がつかないなどがネックになって，うまく入院・入所ができないケースが多いように感じます．

葬 **萬福** 前職では15年ほど，市役所で生活保護のケースワーカーをしていました．生活保護受給者は新規面接のとき，何かあったときに親族に連絡するため，扶養照会を行いますが，なかなか書かない方が多いです．でも，最終的に親族に連絡すると「遺骨を引きとる」「連絡をもらえてよかった」と言われることもあります．

Iさんの事例はMSWの奥野さんや地域包括支援センターの馬見塚さんが関係したことで，うまくいったのだと思います．私は葬儀社で営業を担当していて，一生懸命に利用者を支援されている地域包括支援センターや社会福祉協議会の権利擁護の担当者から，よく連絡をもらいます．権利擁護につながることができた高齢者はよいのですが，そうでない方の場合は多機関の連携がないと支えていけないのではないでしょうか．従来の医療と福祉の連携という枠組みだけではなく，今後は葬儀社等の関係機関も含めて，地域での連携がますます求められるのではないかと思います．

在 看 **中山** カンファレンスのテーマでもある社会福祉士という職種が，自らの広い視野で多職種を理解し，地域とつながっていることの重要性をあらためて知ることができたのではないでしょうか．また，そのつながりが，地域で生きてきた無縁の人の支えとなり，その最期のときだけでなく，その先までを見通した体制づくりを整えることにつながったのではないかと考えます．

Point

- 入院後，すぐにMSWが関わり，その後もタイミングよく地域包括支援センターの社会福祉士，成年後見を専門とする社会福祉士が対応することで，利用者の最期を短期間で支援することができた．
- 「家族に連絡してほしくない」と言う利用者の場合，本人と家族の関係性に配慮しながら，連絡するかどうかなどの対応を見極める必要がある．1人で抱え込まずに行政等を含めた多職種，多機関で本人の意思を担保できる体制をつくっ

- て対応する．
- 無縁の人の葬儀や納骨を引き受けている葬儀社，納骨堂等がある．本人が意思表示できる時期に契約を結んでおくとスムーズに利用できる．
- 無縁の人は，24時間連絡できる家族がいないことから，入院できる病院や入所できる施設が限られてしまうことがある．

> ●事例を振り返って●
> ### 無縁の人をなじみのある地域で支える
>
> 　身寄りのない方を支援することで，医療と介護の専門職が一生懸命連携します．Iさんのような方は行政が関わることは難しいため，民間や専門職，地域の力で支えていこうとすることで横のつながりが広がり，街がつくられていくと感じました．
>
> 　故郷の土地や人と遠く離れてこの地域で生活してきた（それでも地域の人との関係性をあまり深めることなく）この方にとって，自分が毎日生活していた土地や街の景色が最期のなじみのものであったのではないかと思い，この地域の場所や人で支えられればと思いました．
>
> 　Iさんは気づいたときにはがんの終末期で，短い時間で亡くなる心理的な恐怖や不安を感じられていたと思いますが，ほとんど表出されない方だったため，それらを支える役割の人がいなかったと思います．家族や友人以外で，地域で病気や死への恐怖や不安を支えるのは，誰の役割なのでしょうか．病院だけではなく地域にもがんカフェなど不安や恐怖を支える場所があるとよいと感じています．
>
> 　また，頼れる親族がいない方が最期を過ごせる地域の場所の選択肢がもう少し増えるといいなと思いました（家や病院だけでなく，有床診療所，看護小規模多機能型居宅介護，ホームホスピスなど）．
>
> （馬見塚 統子）

森先生の視点

　社会福祉士の連携が功を奏した事例でした．まず病院の医事課が，Iさんが入院した日にすぐMSWに連絡したのがよかったと思います．2日遅れていたら間に合いませんでした．社会福祉士は，医療・福祉・介護の連携チームの一員であるという位置づけが明確になってきたから相談しやすくなってきました．司法書士や行政書士は，チームに入っていないので，どこで助けを求めたらよいのかが私たちにはよくわかりません．後で事例を振り返ったときに，司法書士や行政書士に入ってもらったほうがよかったのかなと思うこともあります．

　東大和市では，本人の意思を大切にする姿勢が定着しているので，Iさんが「家族とは連絡をとらない」決意をした理由はわからなくても，それを丸抱えで応援できました．

8 介入を拒否していた身寄りのない高齢者への支援

KEYWORD ゴミ屋敷　セルフネグレクト　介護老人保健施設での看取り

■出席者（敬称略，順不同）※太字は事例提供者

医師 長坂 省三，森　清　**看護師** 小野原 智美，喜多村 明子，篠原 かおる，中山 美由紀
保健師 エアーズ 緑　**理学療法士** 堀口 希美　**社会福祉士** 新井 敏文，馬見塚 統子
介護支援専門員 浦上 優子，**富田 明彦**　**介護福祉士** 北條 博之　**清掃会社** 鈴川 智徳
行政 市役所職員

■事例の概要

利用者	Jさん，80歳代，男性，要支援2（後に要介護5）
現病歴・経過	X年Y月，病院職員から「鼠径ヘルニアの手術をした患者で，退院後の生活が不安な方がいる．体臭があり，きちんと生活ができているのかがわからない．定期的に様子を見に行ってほしい」と，地域包括支援センターに依頼があった．退院後，定期的な声かけを開始． X＋1年Z月，病院職員から「大腿骨骨折で入院している．介護保険を申請してほしい」と依頼があり，具体的な介入が始まる．退院に向けた家屋調査のため，本人，病院の理学療法士とともに自宅に訪問．玄関を開けると室内に積み上げられたゴミが崩れ，入室できなかった．自宅内の一斉清掃，退院準備，介護保険サービス（デイケア，訪問介護）の調整を開始．身寄りのない一人暮らしであることから安否に関わる重大なことが起こった際の対応等，多くの課題があった．介護保険サービス開始以降は生活が整ったが，入院となった際の保証人が見つからず，常々相談していた． X＋2年W月，脱水症状のために体調が急変して入院．肺炎を発症する．同年W＋1月，看取りのため，介護老人保健施設に入所となる．身元保証人が不在で，医療同意，支払い，死後の整理，墓地の問題等が発生し，行政と社会福祉協議会で協議が繰り返された．本人が委任状を作成し，介護サービス料や滞納していた家賃等は支払うことができた．
本人像	大学を卒業後，大手企業に定年まで勤務．
家族構成	姉家族（姉が他界後は音信不通）
住宅環境	エレベーターのない集合住宅の3階．自宅前にはコンビニエンスストアがある．ガス会社との契約が切れ，ガスが使用できずに自宅で入浴できない．洗濯機がなく，衣服が汚れていることが多い．

社会的サービス	通所リハビリ：週1〜2回，訪問介護（掃除・買い物）：週1〜2回，福祉用具貸与（介護用ベッド）
ディスカッションポイント	① 早めにケアマネジャーや訪問看護（在宅医療）が関われなかったか？ ② セルフネグレクトの支援のポイント ③ ゴミ屋敷の整理と生きる力の形成 ④ 相続財産管理人 ⑤ 介護老人保健施設での看取り

エアーズ（司会） 事例提供者の富田さんに，概要を説明していただきたいと思います．

富田 Jさんとの最初の関わりは，X年に鼠径ヘルニアの手術で入院中の病院から，退院後の生活を心配して地域包括支援センターに見守りの依頼があったことがきっかけです．初回訪問時，Jさんは服装はきちんとされていましたが，室内は雑然としているような様子が見受けられました．

　その後，転倒して大腿骨を骨折し，人工骨頭置換術を受けられた際に，病院から「介護保険を申請してほしい」と依頼があって具体的な介入が始まりました．退院に向けた家屋調査のため，外出許可をもらったJさんと病院の理学療法士と一緒に自宅を訪ねたところ，室内にゴミが積み上がり，とても人が生活できるような状況ではありませんでした．自宅内の一斉清掃，退院の準備，介護保険サービスの調整を始めました．

エアーズ 最初に病院から地域包括支援センターに相談が入って，実際に介護保険の申請に至るまで約1年ほど時間がかかっていますね．すぐに介入できなかったのには，理由があるのでしょうか？

富田 声かけのために訪問をし始めた頃は，それまで面識もなかったため「どこの誰だ」といった雰囲気で，玄関のドアを少し開けてくれるものの，「大丈夫」と言うだけであまり話を聞いてくれるような様子ではありませんでした．「大きなお世話」と思われている印象を受けました．

エアーズ 周囲は対応が必要ではないかと思っても，なかなかサービスにつながらない事例では，拒否があることが多いように思います．皆さんの経験の中で，有効な手立てや成功した事例があればお聞きしたいです．

浦上 本当に困らなければ，介護保険サービスを使いたいとは思わないのではないでしょうか．特に，Jさんのように80歳を過ぎるまで人に頼らずに一人暮らしをされている方だと，周りからは危うく見えますが，自分でなんとかやっているから大丈夫だという思いが強いと思います．

　ケアマネジャーは，介護保険のサービスを使わないと実動しません．富田さんがやってこられた見守りが，Jさんにできる精いっぱいのことだったのではないかと思います．危ういと思われる部分については，ケアマネジャーをこの人にお

願いしようと心づもりをしておいて「大変なことが起こったら依頼をするから，すぐ動けるようにしておいて」と，事前に連携がとれればよかったのではと思いますが，それくらいしかできなかったと思います．
　Jさんと近隣の住民とは関わりがあったのでしょうか？

地 ケア **富田**　ありません．Jさんは，もともとは別の市の出身で，近隣には知り合いがなかったようです．

在 ケア **浦上**　近隣の方は，一人暮らしの高齢者がいることは知っていても，関わりのない人という認識だったのでしょうか．近隣からのサポートもないとなると，なお難しいですね．

地 社 **新井**　はたから見ると生活が危ういのに，「自分で何でもできるから大丈夫」と言ってサービスを拒否される方はいますよね．正常な判断で言っているのか，認知症になっているのか，診断がつけられていないと判断はできません．サービスを入れて安心するのは周りの人間ですから，ただサービスを入れればよいというものでもないと思います．こういった事例では，本人が受け入れてくれるまで通って，顔の見える関係性をつくっていくことが大切ですよね．

在 看 **篠原**　訪問看護は医療保険で介入できるので，介入が難しいときに「まずは訪問看護が入ってみて」とよく依頼をいただきます．もちろん，医師の指示書は必要です．看護師が病院から頼まれて見にきたというふうに入っていく．それから，いろいろなサービスが入るようになり，デイサービスにつながって，訪問看護は終了になることもあるし，そのまま継続することもあります．

在 医 **森**　訪問看護は，いつでも始められるからね．鼠径ヘルニアの手術後で，病院も指示書が書きにくかったのかもしれないけれど，地域包括支援センターが一言いえば，指示書を書いてくれたかもしれません．

地 保 **エアーズ**　医療スタッフが先に介入したほうが受け入れがよくなることもありますね．

ゴミ問題への対応

地 保 **エアーズ**　ゴミ問題の実態が明らかになったのは，いつ頃ですか？

地 ケア **富田**　見守りで定期的に訪問するようになってから1年ほどたった頃，病院から「Jさんが転倒されて骨折し，人工骨頭の手術をされました．退院準備に入るので，介護保険の申請をしてもらえませんか．自宅の環境調整のため，Jさんが外出し，理学療法士と一緒に自宅を見に行くので立ち会ってください」と電話が入りました．Jさんと理学療法士と家の前で待ち合わせて，初めて中に入りました．室内は物であふれ，足の踏み場がない状態でした．退院の準備もしなければなりませんが，家の整理もしないと生活ができません．Jさんには「これをきっかけに家の環境を整えることを希望するなら，業者さんを手配します．お金もかかると思いますが，ご了承ください」と説明しました．

在地 医 森　病院の理学療法士は何か意見を言いましたか？

在地 ケア 富田　人工骨頭のため，立ち上がり動作や起き上がり動作が十分にできずに転倒リスクが高いので，動作の負担が軽くなるように環境を整えてほしいとお話がありました．手すりの設置等についても検討したのですが，Jさんが杖をつけば歩ける状態だったため，介護用ベッドの導入だけで環境調整は終わっています．

在 理 堀口　病院の理学療法士による家屋環境の調査は，行う病院と行わない病院があります*．もしかしたら，Jさんの家の状態を病院の理学療法士は知っていたのかもしれませんね．退院の前に理学療法士も同席して家屋環境の調査を行ったことは，本人にとってもすごくよかったと思います．

地 保 エアーズ　今日は，実際に掃除を担当してくださった清掃のプロ，清野運送の鈴川さんにいらしていただいています．Jさんの事例のことや，今までの経験の中で関わったゴミ屋敷の掃除などについて，お話をうかがいたいです．

清 鈴川　富田さんからご紹介をいただいて，最初に部屋に入った時点で，よくあるゴミ屋敷だとすぐにわかりました．玄関はひざ丈ほどにゴミが積み上がっていて，少し奥に入ると腰の高さぐらいまで，床がまったく見えないほどです．ほとんどが食べ物と飲み物のゴミで，身の回りに物を積み上げている．例えば，布団やベッドの周りにどんどん物が積み上がって，横になれなくなると，場所を移して同じことを繰り返していくのです．このような方のお宅では，寝られる場所を求めて次から次へと場所を変えるため，ストーブやテレビなどが複数，見つかることがあります．

地 保 エアーズ　ゴミ屋敷化してしまった家に住む方々には，どんなサポートが必要なのでしょうか？

清 鈴川　「もうどうすることもできない」と言う方が困って相談に来られたり，家族が気がついて作業に入ることが多いです．よく「無理強いはできない」という言葉を聞きます．もちろん，立場もあるのでよくわかるのですが，ある程度，強い形で踏み込んだほうが結果的にうまくいくことが多いのではないかと私は思います．Jさんの場合も，富田さんが何回も訪問しても，最初のうちは拒否されていましたよね．でも，環境調整のために見せてもらうことで突破口が開け，話を進めることができました．

　ほかの事例でも，同様のことがありました．Kさんのお宅に見積もりに行ったときに，友人が数名いらしていて「片付けたほうがいい」とアドバイスをされていたのですが，本人は「何もしなくていい．今のままで十分生活できるから」と拒否されていました．そのとき，私は「本人の身近な方に話していただいたほうがよいですよ」とアドバイスしたのです．家族や親族など，この人とだったら話を

＊　退院前訪問指導料（580点）〈主な算定要件〉入院期間が1ヵ月を超えると見込まれる患者の円滑な退院を支援するため，医師のほか，医師の指示を受けた看護師や保健師，理学療法士，作業療法士などが入院中（外泊時を含む）または退院日に患家を訪問し，当該患者またはその家族などに対して，退院後の療養上の指導を行った場合に，1回の入院につき1回に限り退院日に算定できる（入院医療機関による算定）．

ちゃんとしてくれるという人を見つけて「片付けたほうがよい」とアプローチしてもらうのが早いです．Kさんの場合，別居しているお姉さんに言ってもらったところ，「片付けたほうがよいのかな」と思い始めた雰囲気でした．

地 保 エアーズ ゴミ屋敷の問題には，さまざま要因があります．孤独からくる収集癖，買い物依存，いきすぎた「もったいない」精神，精神疾患からくる強迫観念により「ゴミに囲まれないと安心できない」と思ってしまう，注意欠陥障害で片付けられないなどのこともあるでしょう．精神科の視点から，長坂先生にご意見をいただきたいです．

在 精医 長坂 Jさんには，何らかの精神疾患，あるいは認知症があったのではないかと推測できます．こういった場合には，ある程度強制的な方法を用いてでも精神科の診察を受けたほうがよいのではないかと思います．何らかの精神医学的な介入を行うことによって物事の見え方が変化し，その後の経過ががらっと変わってしまうこともあります．こういう状況は本人もつらいと思うし，好き好んでやっているわけではないでしょう．治療で症状が和らげば本人も周りも助かります．

強制的な方法に移る前に信頼関係を獲得している近しい方が受診を促すなど本人の説得を試みることも必要です．

地 保 エアーズ ある程度，強制的に関わることも必要とのお話ですが，実際にJさんの場合も，一斉清掃が入って，本人に気持ちの変化はあったのでしょうか？

地 ケア 富田 家屋調査の際，Jさんの第一声は「よろしくお願いします」でした．それまで定期的に訪問していたときには「何ですか？」と冷たく応対されていたのが，退院後は，われわれに対してすごく心を開いた雰囲気でした．人が変わったように感じられたほどで，その後の生活に対してはアプローチしやすかったです．

在 医 森 鈴川さんから「片付けには反対していたけれど，家がきれいになったらすっきりして，生活も変わってやる気がでた事例があった」と聞いたことがあります．

清 鈴川 家がゴミ屋敷化してしまう方は「なんとかしなきゃ」と思いながら「また片付けよう」と思うことを繰り返し，ある程度の段階を超えるとどうしたらよいかわからなくなって，諦めてしまいます．周りに見られたくないという思いもありますし，「片付けろ」と言われれば言われるほど意固地になってしまい，「嫌だ」と拒否したくなります．でも，本心には「なんとかしたい」という気持ちが絶対にあります．Jさんのお宅では，物を全部片付けたら，壁が汚れていたり，床が腐っていたりしたので，壁を塗り直したり，床を張り替えたりして，引っ越してきてすぐの状態に近いところまできれいにしたら，すごく喜ばれていました．費用が分割払いだったため，毎月，集金にうかがいましたが，その際に「家の中は以前のようになっていないですね」と言うと，「あのときは，本当に大変だったけれど，これでよかったです」とすごく嬉しそうにしていました．

在 医 森 部屋だけでなく，ご自身の心の中も整理されたのですね．

清 鈴川 「やっと元の生活に戻れた」とほっとされている様子を，お話ししている中で実感できました．ほかの方も同じです．最初は，「やめてくれ」と言って片付け

[在][看] **中山** 　私も,「これは本人が大切にしていたのだから捨ててはいけないのではないか」と思ってしまうのですが,背中を押してもらうタイミングもあると思います.そうすることで,本人の生活が切り替わっていく.タイミングを逃さないように,生活像を見ながら行っていかなくてはなりません.ナラティブを一言一言大切にして,語りを聞き,行動を見つつ,今,1人でいる像を見ながら対応していかなければならないと感じます.

[地][保] **エアーズ** 　トラブルになることはないのでしょうか？

[清] **鈴川** 　トラブルは,ほとんどありません.自分の大切な物をなくされたと,会社に2回ほど来られた方はいらっしゃいました.その方には,市役所の方が「放棄してください」と説明されていましたが,「あれは何千万円もするもので,20〜30年かけて集めたんだ.損害賠償請求するぞ！」と言ってこられました.しかし,その方は言いたいことを言うと,「夕食の時間があるから施設に帰らないと」と言って帰ってしまうのです.

[在][医] **森** 　市役所にも入ってもらうのが,正しい手続きなのでしょうね.再発をしてしまうことはないのでしょうか？

[清] **鈴川** 　あります.ひどくなってからだと,一般の方では手が出せないと思いますので,いったんきれいになったら周りの方が早い段階からなるべく原状回復できるようにこまめに目をかけていただいたほうがよいと思います.

[在][医] **森** 　長坂先生,DSM-5®では「ためこみ症 hoarding disorder」と定義されています.Jさんの事例などはためこみ症に分類されるのか,それとは少し違うような気もして,私たちにはわかりにくいです.

[在][精医] **長坂** 　そういった観点からも精神科を受診したほうがよいと思います.その場合,信頼関係を獲得した方によるアプローチのほかに,客観的なデータを得るための心理テストを行い,本人への心理教育・受診促進・ケアなどにつなげていくのもよいと思います.

[在][医] **森** 　Jさんの事例は,食べ物や飲み物のゴミが多かったので,明らかにゴミだと認識できると思いますが,集めた雑誌や本などが高く積み上げられていて「これがないほうが生活しやすいですよね？」と言っても捨てさせてもらえないことがあります.「ゴミではない」と言われてしまうのです.

[清] **鈴川** 　本人が大切にされているものも,大半は不要ですよね.片付けるか片付けないかは,日常の生活に困るか困らないかで判断してもよいと思います.多少荷物が多くても,不衛生でなく,生活環境をきちんと保てるのであれば,本人の意思を尊重してもよいと思います.

[地][保] **エアーズ** 　「ゴミとして捨ててしまう」と表現すると,本人にとってかけがえのない物であった場合は手放せないこともあると思います.例えば,リサイクルするなどの働きかけを行うことはあるのでしょうか.

鈴川　本人にリサイクルできるかを聞かれることもありますが，「まずは使っていただける方に声をかけて，見つからなければ最終的には処分します」とお伝えします．「なるべく使ってくれる人に渡してほしい」とは言われますが，その後どうなるかという確認をされる方はほぼいません．適切に処理させてもらうと説明して，納得していただいています．

キーパーソン不在時の対応は？

エアーズ　キーパーソンになるご家族はいらっしゃらなかったのでしょうか？
富田　高齢で，突然何が起こるかわかりませんから，お金の管理や医療の意思決定について，本人の代理で行える方，身元保証人になってくれる親族を探しましょうと声をかけたり，任意後見制度や死後の身の回りの整理をしてくれる一般の業者のことなど，情報提供はしていました．しかし，「お金のかかることはやらなくていい．いとこの連絡先を調べておくから」と言われ，このやりとりを繰り返しているうちに，Jさんが脱水症状で入院してしまいました．

　少し前から，市役所の高齢介護課の方に「身寄りがない方がいるため，もしものときには相談させてください」と伝えてあり，Jさんの体調がどんどん悪くなり不安が大きくなってきたタイミングで介入してもらいました．

市役所職員　実際に，私がJさんに関わらせていただいたのは亡くなる2週間ほど前で，病院で面会しました．会話ができないほど状態が悪く，意思決定能力もだいぶ弱くなってきていたので，成年後見の申し立ても自分で行うことは難しそうでした．「相続財産管理人（Column）の申し立ての可能性も含めて，親族の実態調査をさせてもらってもよろしいですか？」とうかがったところ，了承が得ら

> **Column**
>
> ### 相続財産管理人
>
> 　相続財産管理人とは，被相続人が亡くなり，相続人がいるかどうかわからないときに，利害関係人（被相続人の債権者や特別縁故者等）または検察官からの申し立てにより，裁判所が選任する相続財産の管理を行う人のことです．
>
> 　申し立てをあえてしない利害関係人もいるため，市が検察官に通知する仕組みもあり，通知を受けた検察官が裁判所に申し立てを行い，相続財産管理人が選任されることもあります．
>
> 　選任された相続財産管理人は利害関係人を確認する公告を行います．その後，家庭裁判所による相続人の不存在の確定手続きを経た上で，債権者などに対して被相続人の債務を支払うなどして清算を行い，清算後に残った財産を国庫に帰属させることになります．
>
> （市役所職員）

れたので調査を始めていきました．その結果，姉家族が見つかって，「お墓もあるので，遺骨や残った物は引きとります」とおっしゃっていただき，親族にお渡ししました．最終的に，本人が関係するお墓に入れたのは，よかったと思います．

(地)(社) **馬見塚** 今回は調査の結果，親族が見つかりましたが，親族が見つからず，預貯金を下ろすための本人の委任状も間に合わない場合，入院や介護サービスの支払いができない状況となり，未収となってしまいます．通常，支払いの目途が立たない一人暮らしの高齢者は，慢性期の病院への入院や施設の入所判定は通りません．

介護老人保健施設での看取り

(地)(保) **エアーズ** ディスカッションポイント⑤に介護老人保健施設での看取りがあげられています．Jさんは，介護老人保健施設で亡くなられました．この点について，馬見塚さんはどのように感じられますか？

(地)(社) **馬見塚** 「ここで最期を過ごしたい」という希望がある方はそれがかなうのが一番よいのですが，難しいこともありますから，地域にいろいろな看取りの場があるとよいと思います．Jさんの場合は，老健で看取ることができました．身寄りがなくて，いろいろと課題がある方なので，本当は入所は難しいと思っていたのです．Jさんは老健のデイケアに通所されていて，スタッフもよく知っている方だったことでうまくつながり，病院の退院支援部門も一生懸命交渉してくださって入所することができました．

(施)(看) **喜多村** Jさんが最期を迎えた施設で看護師長をしています．当施設のデイケアからJさんの情報をもらい，入所につながりました．デイケアを担当されている北條さん，Jさんはデイケアでどのように過ごされていましたか？

(施)(介) **北條** いつも髪の毛をきちんとセットされ，ワイシャツとスラックスなど，ピシッとした服装で来られる方でした．「デイケアの後は隣町に買い物に行きたい」と希望されていて，バスで隣町に行かれることを楽しみにされていました．もともとは，近隣の公衆浴場で入浴をされていましたが，だんだん自分で行けなくなって入浴が難しくなっていたので，デイケアでお風呂に入ってすっきりし，身支度ができると，隣町に行こうと意欲もみえてきました．モチベーションも上がって，どんどん明るくなっていきました．

(施)(看) **喜多村** 私が病院の退院調整看護師から連絡をもらい，病棟に会いにいったときには脱水症状で生きる意欲をなくしている状況でした．食事もほぼ召し上がらなく，活気もなく，命があとわずかしかないと思われました．デイケアで見せていたピシッとした姿を思うと急な展開で，北條さんにも会ってもらいましたが，かなりめまぐるしい変化がありました．家族がいないことがネックでしたので，私が「家族」になりました．Jさんのことで困ったことがあれば，夜でも昼間でも，私に連絡するようにしてもらい，スタッフの安心を確保しました．

入所翌日に，施設長から「老衰です．今後は静かに見守ります．蘇生はしません

が，いいですか？」と優しく声をかけ，本人にきちんと説明をしたところ，本人も命が長くないのはうすうす感じておられましたので，うなずいていました．ベッドバスのご提案もしましたが，疲れとだるさがあったのか拒否されたのでオムツ交換を行って，できるところをきれいにしました．その翌日の早朝に亡くなられ，施設から葬儀社さんに連絡をしました．

森 老健の役割は介護予防，在宅復帰支援（亜急性期とレスパイト），看取りといわれていて，これらを本当によく頑張ってくださっていると思います．喜多村さんは訪問看護師をされていたから，その経験が生きているのですね．

喜多村 訪問看護の経験から，看取りの事例も自然に，輸液も極力少なくして苦痛のないように対応しています．病院での対応を意識していたら，それはできないかもしれません．

森 Jさんは，脱水を起こした後に肺炎となり，ADLが落ちてそのまま老健に行かざるをえなくなりました．そこで喜多村さんと出会って看取りとなったのだけれども，脱水になる前の段階で関わることができていたら，別の経過があったのか．最期まで家にいるという選択肢や，アドバンス・ケア・プランニングを働かせることもできたかもしれない．あるいは，精神疾患があるのだとしたら，それを問題にならないようにしたり，心理テストを行うなどの別のアプローチができたかもしれないですね．

小野原 事例の概要を聞いて，「なぜ入院してしまったのだろう」と思いました．体調の変化とゴミ屋敷の問題はつながっているようで別に考えなくてはなりません．きちんと体をアセスメントする必要があったのではと思います．Jさんが何を考えているのかを知り，ゴミ問題は地域包括支援センターの方や専門家たちに相談し，精神科への受診等もうまく利用して，その方の体調と生活がうまく運ぶように，つないでいく必要性を感じました．

エアーズ これから一人暮らしの高齢者が増える中で，最期が近づいたときに1人だと不安が強いこともありますから，老健での看取りを行った点は画期的でした．喜多村さんの決断で，Jさんは安心して最期が迎えられたのではと思います．老健の体制や看護職員の人員などの問題もありますが，デイケアを利用されていた日頃の関わりを大切にして老健で看取るという方向性を示せたことは，大きな示唆になる事例だったと思います．

Point

- サービスの導入を拒否する人には，医療保険で入れる訪問看護から在宅サービスを始めてみるのもよい．医療スタッフが先に介入したほうが受け入れがよくなることもある．
- 本人がゴミの片付けを拒否する場合もあるが，強いかたちで踏み込んだほうがうまくいくことが多い．踏み込む前に，本人が信頼している身近な人にアプ

ローチをしてもらうことも有効.
- 在宅で一人暮らしを続けていた高齢者が,最期が近づいたときに不安が強くなることがある.施設での看取りも,選択肢に入れるとよい.

●事例を振り返って●
生活課題を意識していない人に関わるときは……

　本人が生活課題に対して「困っていない」ケースでした.身寄りのない一人暮らし,もしも現在の生活が継続し難い,身体的・経済的問題が起こった際にどうしたらいいだろうと考えさせられるものでした.

　骨折で入院していた病院からの介入依頼がきっかけで,本人とのつながりができましたが,近況確認の結果,自宅内はゴミ屋敷,生活は自分なりにしている,といった印象でした.自宅内の環境整備後は,生活意欲,生活リズムの確立を自発的にもてる方で,困ったときは地域包括支援センターに声をかけてくれたことが本人の強みであったと感じます.

　最期は自分がどうしたいか,どのような気持ちか等をはっきり伝えてくれたことが,施設での看取りやその後の親族との連携を実現できた要因だったと思います.また,最期には医療,介護,行政との連携が整い,疎遠であった親族の元に戻れ,本人の思いに寄り添えた支援ができたと感じています.

（富田 明彦）

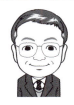

森先生の視点

　これからの時代は,担当者が1人で頑張るのではなく,いろいろな人に頼ってもらいながら,担当者を変えながらでも多職種,多機関と連携していくのだと思います.この事例は,ゴミ屋敷などのセルフネグレクトの傾向がありましたが,ゴミを片付けることによって心も整理され,生きがいを感じてADLがアップしました.最期は少し残念でしたが,皆さんがよく頑張られたと思います.

3章

〈座談会〉
一人暮らしの人の在宅療養を支えるためには何が必要か

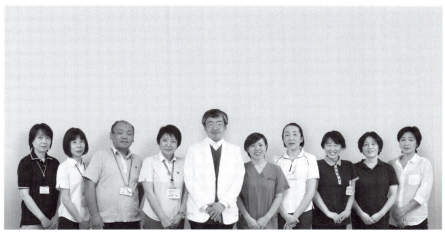

左から龍原美賀，塚原あづさ，富田明彦，馬見塚統子，森　清，堀口希美，中山美由紀，小野原智美，篠原かおる，浦上優子（敬称略）

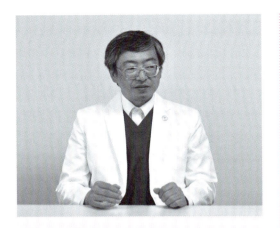

森 清 Mori Kiyoshi
診療所
医師

中山（司会） これまで，一人暮らしの在宅ケアをテーマに8事例のカンファレンスを行ってきました．座談会の開催にあたって，これまでの経緯も踏まえて，森先生からお話をいただければと思います．

森 私はもともと一人暮らしの人の在宅医療に興味があり，一人暮らしの症例を集めて学会発表をするなどしてきました．一人暮らしの人がどんどん増えていて関心が高まっていることと，周りに一生懸命みてくれるスタッフが増えてきて，そろそろ多職種のノウハウを集める頃だと思い，カンファレンスで皆さんの声をうかがいました．

8事例のカンファレンスを聞く中で，私の知らないところで皆さんがいろいろな苦労をされ，知恵を出し合って対応されていることがわかり，とても感動しました．そのほかにも，民生委員さんや地域の方々も同様に一人暮らしの人を支えているのだと思います．地域で「隣人を支えよう」という雰囲気が，この数年の間に広まってきています．東大和市では，社会福祉協議会が中心になってボランティアの方々のミーティングが始まりました．これも，共生社会（harmonious society）をめざすまちづくりの1つの動きだととらえています．

中山 今日は，カンファレンスの事例提供者を中心にお集まりいただいています．カンファレンスの中でわかったことや感じたことを，それぞれの職種の視点からお話しいただければと思います．

心不全への対応

小野原 看護師の立場なので，利用者さんの体がどのような状況なのかをきちんと把握して，必要なことを他職種に伝えていかなければならないと感じてきました．

私が提供した事例（2章1，Aさん p.18）は，卵巣がんのほかに心不全があり，がんの末期の流れを想定して訪問を重ねていましたが，心不全が悪化していき，症状の見極めが難しかった方でした．先日，参加した学会では，今後は高齢者が増加する中で慢性心不全の患者が増えていくため，在宅ケアの現場でも心不全への対応が重要になってくると聞きました．Aさんの事例を通してもその重要性を感じましたし，今，仕事をしながらもよく感じています．

龍原 心不全の対応は，本当に難しいと思います．よくなったという経過があると，期待をさせますよね．看護師だけではなく，どの職種も同じようにとらえると思います．そこに期待を寄せて一緒に頑張ろうと思うことは当然で，悩むのが普通なのではないでしょうか．けれど，これが本当に最期なのかという見極めは，結論がなかなか出しきれないと思います．ただ，Aさんの場合は，本人が思う場所で亡くなったように思います．周りは悩んでいたけれど，Aさん自身が決められたような印象です．

篠原 森先生，心不全の患者さんの場合に，「入院しない」と決断するタイミングはあり

ますか？

森 本人と家族の決断が大きいと思いますね．心不全の苦痛に対応しながら，それを乗り越えて老衰のようなかたちで亡くなるときは，本人も家族も受け入れていることが多い気がします．よくなったり，悪化したりすることを繰り返す中で判断していきます．また，心不全は訪問診療や訪問看護が入っているほうが再入院率が低いというエビデンスがあり，積極的に在宅医療を導入する状況になっています．

最期まで在宅で一人暮らしができるのはどんな人？

中山 在宅療養をしている一人暮らしの人の精神面でのサポートや生活支援といった観点から，浦上さん，いかがでしょう？

浦上 1人で長く生活をされたり，療養をされたりしている方は，その方自身の覚悟がありますよね．事例を提供したCさん（2章3，p.36）も，何度も入退院をされ，施設に入所されたこともありましたが，1ヵ月から1ヵ月半ほどすると「帰りたい」と言いだしてしまうことを繰り返していました．在宅にこだわりがあったから，私も最期まで支えることができました．

先日，私が一人暮らしの人のケアマネジメントを担当しているのを知っていた施設の相談員から「家に帰りたいと言っている方がいるので，ぜひ担当してほしい」と言われ，ある利用者さんを担当しました．その方は，「家に帰りたい」と言ってはいたものの，1人で生き抜く覚悟がありませんでした．もともと，奥さまと生活をされていましたが，奥さまは入院中で，「妻が元気だったら，僕はこんなふうに1人で寂しい思いはしなかったのに」というのが口癖．早朝に近所の方やヘルパーステーションに電話してしまうこともあり，家で1人で生き抜くのは難しいかもしれないと思っていたら，体調を崩して入院した後に「もう在宅は満足．寂しくて嫌だ」と，施設に入所されました．

精神面でケアマネジャーやヘルパーの支えが必要な場面はあるかもしれませんが，本人の心根が違うことが大きいように思います．8事例を通してみると，どの事例を聞いていても，自己選択の意思が強い方たちばかりだったと感じました．

篠原 一概にはいえませんが，意思が強い人が多かったですよね．「自分はこうする」という意思が強い方ばかりだったように思います．家の環境が悪くても，本人にとってはそこがベスト．その人が周りを動かす力をもっていて，私たちは動かされています．本人の意思の強さは，1人で生活する上では欠かせません．

小野原 Aさんは，しっかりした方だったからこそ，家で最期を迎えようとすると家族に迷惑がかかるから，具合が悪くなるギリギリまで緩和ケア病棟にいて，最期の日が近づいた段階で娘さんが仕事を休んでくれたこ

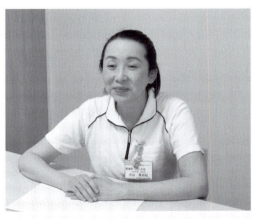

中山 美由紀　Nakayama Miyuki
在宅医療・介護連携支援センター
訪問看護認定看護師・介護支援専門員

とを聞いて初めて「家に帰る」と言えました．心の中では「家に帰りたい」と思っていたかもしれませんが，言葉としては入院の流れのはずでした．

でも，長い関わりの中でした会話を思い返してみると，本人が旦那さんと過ごしていた家で生活することを人生の中で大切にされていたことは明らかでした．旅立つときにはそこに戻りたかったのだろうと推測するし，その思いを家族がくんでくれたから，最終的に家で過ごせたのだろうと思います．本心では家にいたかったのに，しっかりしすぎていて，選択肢としては入院を前面に出していたのです．

森 アンケート調査では「家族に迷惑をかけなければ家にいたい」という回答が多いです．家族への迷惑とは何か．それがイメージできていない．小野原さんの事例のAさんは，家族に迷惑をかけたくないと思って入院しましたが，その後，もう一度「家に帰りたい」と言ったときに，帰してくれた病院の配慮と，家で介護をした家族が訪問看護師の支えを思い出してくれたのが大きかったと思います．

一人暮らしの人が入院する理由には，1つ目に寂しさがあります．浦上さんが紹介してくれたように，寂しいから入院する人は多いです．もう1つはADLで，トイレまで行けなくなったら入院と決めている方が多かった．その中に，ひょっとしたらトイレに行けないことで家族へ迷惑をかけると思って入院しているだけで，本当は家にいたかった方も含まれていたかもしれません．ADLの低下で入院されたのかと思っていましたが，もう少し深く話を聞くべきだったと，今のお話を聞いて反省しています．

馬見塚 私なりに，家で1人で最期を迎えられる人とそうではない人は何が違うのかを考えています．一人暮らしでも在宅を選べる人には2パターンあり，1つは自分の意思決定力，経済力があり，自宅の環境も整っていて，たくさんいる家族ときちんとコミュニケーションがとれていて，家族からも支えられて，在宅，施設，病院，全部を選べる人．もう1つは，コミュニケーションが上手ではなく，家族とも疎遠になってしまい，人を信頼するよりは家や動物に固執していたり，経済力はないけれど1人でそれなりに生活している人で，ほかの環境に適応するのが難しくて家を選択している人．その中間の人もいて，迷惑をかける・かけられるという関係性を前向きにつくれるほど周りとコミュニケーションを深くとれているわけでもないけれど，経済力がまずまずあるような人だと，施設に入る傾向があるように思います．

一人暮らしをしている人は，強さ，生きざまのようなものがあります．今は全般的に中間の人が多いので，人々の価値観をこれからどう変えていけるのかが問われているのではないかと思います．

中山 多くの人は「家にいたい」と思っているのだけれど，今は，家族もいてお金もあって選択肢がたくさんある人と，ずっと一人暮

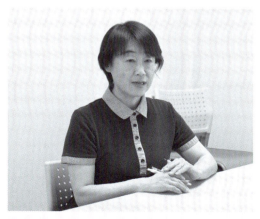

小野原 智美　Onohara Tomomi
訪問看護ステーション
看護師

らしで引き込もっていたり，周りとのコミュニケーションが難しい人が在宅を選んで，中間の人が家族に迷惑をかけるからと入院や入所を選んでいるというお話ですが，実際に入院や入所をされているのは，そのような人が多いのでしょうか？

堀口 以前，介護老人保健施設に勤めていました．今は，在宅復帰率が上がってきて利用者さんをどんどん家に帰す方向に動いていますが，数年前はそのような流れはなく，次の老健が見つかるまで入所されている方が多かったです．家族だけとのカンファレンスは，家族の意向に流れてしまいます．私自身も訪問の仕事を始める前まで本人の気持ちをきちんと聞きとれていなかったと思います．施設や病院でも，家族の意向だけではなく，本人がどう思っているのかを聞いてもらえると，在宅につながるのではないでしょうか．例えば，認知症が重かったとしても，利用者さんをもっと知る努力が必要だったと思います．これはセラピストだけでなく，本人に携わるすべての職種が共通して意識できるとよいと思います．

先ほど浦上さんがおっしゃったように，家に帰ったけれど寂しくて，また入所したり入院したりしてしまうこともありますが，私はやってダメならそれでよいと思います．少しでも「家に帰りたい」と思う利用者さんがいて「まず，家でやってみよう」とサポートする多職種がいれば，中間にいる人たちも一歩踏み出せるきっかけになるのではないかと思います．

中山 塚原さんは東大和市の事業「東大和市高齢者見守りぼっくす」で，地域の高齢者を

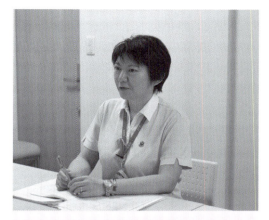

馬見塚 統子 Mamitsuka Motoko
地域包括支援センター
社会福祉士・介護支援専門員

戸別訪問して，見守りが必要な方に対するアウトリーチを行っています．一人暮らしや無縁の方との関わりで，工夫されていることはありますか？

塚原 市から提供された名簿をもとに訪問しています．初めての訪問では警戒されることも多く，初回からお話を聞いたり，掘り起こしたりするのは難しい状況があります．しかし，回を重ねて訪問することで話が聞けるようになったり，民間緊急通報システム*を希望される方には手続きをして，家族とも連絡をとらせてもらったりするなど，関係を築きやすいです．

一人暮らしの人は，元気で社交的で友人もいて外出を楽しんでいるような人ほど，体調の変化で外出ができなくなって交流が難しくなると，ささいなきっかけで一人暮らしの継続が困難になってしまうことがあると感じています．寂しさが募り，在宅生活が不安になるのです．

---

* **民間緊急通報システム** 病気やけがなどの緊急時にボタンを押すと電話回線を通じて警備会社に通報が入り，状況確認，緊急連絡先に連絡，必要に応じて救急車の手配をしてくれるサービス．またトイレにセンサーをとりつけ，一定時間利用がないと通報が入って状況確認に来てくれる．

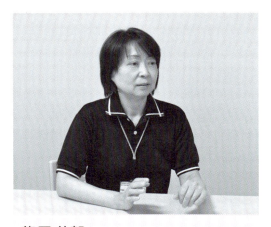

龍原 美賀　Tatsuhara Mika

訪問看護ステーション
看護師

　逆に，1人で引き込もって生活をされていて，支援者から見ると介入が必要なのではないかと思うような方が，たくましく生きておられて「人の手は必要ない」とおっしゃる．介護拒否のある方も，自分の意思で選択をして生活をしているようにも思え，自己決定とセルフネグレクトの違いは何だろうと悩むことがあります．

森　助けを求めることができないことをセルフネグレクトといいます．その人に必要な助けや，生活を送る上で何が足りないのかをアセスメントしていくことが必要です．一時的に訪問看護が入るだけで生活がリセットされるので，そういった場合はまず訪問看護を入れるのも1つの方法ですね．

　寂しさで入所したくなる気持ちは，揺れ動きます．今は一度入所してしまうと，家に戻ってこれなくなることがほとんどです．2章1のAさんの場合は，病院の退院調整看護師が「家に一時退院できますよ」と言ってくれたので帰れましたが，「寂しいから入所したのでしょう．もう家に戻ったらダメですよ」と言われてしまう人もいます．それでは帰ってこれませんよね．もう少し，融通がきくシステムになるとよいと思います．

中山　今は，いったん入所してしまうと，なかなか自宅には帰れない環境なのですね．

森　その理由は2つあります．1つは施設や病院のスタッフが患者さんを地域へどう戻したらよいかがわからないこと，もう1つはそれを受ける在宅ケアスタッフも，また寂しさを理由に施設入所を希望すると，次は施設に受け入れてもらえなくなるのではないかと思ってしまうことです．でも，寂しくなったら入所して，飽きたら出て家に戻ることを，私は変なことだとは思いません．融通がきくように，ロングステイとショートステイをうまく使って対応していけばよいことだと思います．

浦上　特に一人暮らしの人の場合，家屋を処分して入所される方がほとんどで，家がないので戻れなくなってしまうのだと思います．家屋が残っていたり，賃貸を継続して借りている方たちならチャレンジはできると思いますが，家屋処分をした人が帰ってくるとなると，退所前に誰かが賃貸契約を結び，家財道具をそろえて生活環境を整えることが必要なので，無縁の人の場合はハードルがかなり高くなります．

篠原　私が提供したFさんの事例（2章5，p.57）は，ショートステイを使いながら在宅生活を続けられ，最期は在宅で亡くなりました．施設も地域資源の1つと考え，ショートステイを利用して家と行ったり来たりすることもあります．

浦上　いま，いったん施設に入所したものの，自宅に帰る準備をされている方々を担当しています．それぞれ家屋があり，1人は有料老人ホームに数年入居されていましたが，「家に帰りたい」という情熱が消えず，家族が熱意に負けて1日だけでもいいから家に帰そうと動かれています．もう1人は，なかなか

合う施設がなくて転々とされ，最後に入所した施設では自傷行為をしてしまい，強制保護入院をされていました．入院の期間が切れるため，家族が根負けして家に帰すことになったのです．

　このお2人のような「家に帰りたい」と熱い思いをもっている方々は，もしかしたら1日で在宅生活が難しくなることもあるかもしれませんが，それでご自分が納得されると思います．利用者さんの思いを支えるシステムがもっと広がっていくとよいと思います．

どのように本人の意思を確認するか？

中山　本人の意思確認のタイミングやセッティングは，どのように行われていますか？

篠原　病状が変化，悪化してきたとき，食べられなくなったり，トイレに行けなくなったり，歩けなくなったり，1つひとつのADLが低下していったときに「お家で頑張れますか？　お家にいたいですか？」と確認しています．

龍原　私たち看護師からすると，病状の変化があったときですね．がん末期の利用者さんの場合，病状が悪化していくと同時にADLが低下していくので，1つひとつ何かができなくなっていったときにおうかがいしています．トイレに行けなくなることをターニングポイントとお話しされる方も多いですが，トイレに行けなくなる前に在宅ケアスタッフと信頼関係が構築されていると，「このまま家にいたい」と言ってくれる利用者さんが多いように感じています．ADLが下がってくる前に，できるだけ信頼関係を構築しておきたいです．小野原さんの事例のAさんのように，人に気を使って「迷惑をかけたくないから」と言う方の本音は，信頼関係を構築していないとなかなか聞き出せないと思います．ターニングポイントを迎える前に，本音を吐露してくれる関係性をつくりたいです．

森　一般的に，トイレまで行けなくなるのは要介護3の段階だといわれています．このレベルで，訪問看護や訪問介護が入っている確率は2〜3割だそうです．ほとんどの人は，そのような在宅系サービスを利用していないので，すぐに施設に入所してしまいます．家を大切にしたいから，「他人を家に入れたくない」と言う方が，高齢になると大好きな自宅にいられなくなるのです．もっと早くに優秀なケアマネジャー，訪問看護師，ヘルパーと出会っていれば，本人の意思をしっかり実現できたのかもしれないと思います．

中山　小野原さんの事例ではどうでしたか．最初からAさんが信頼できるサービスが入っていたのでしょうか？

小野原　Aさんは，訪問看護と訪問診療，福祉用具貸与のみを利用していた期間が数年ありました．療養が緩やかに続いていましたから，Aさんとたくさんお話をすることができ，本音を話してくださいました．当初，訪問看護の導入時には，「最期まで家にいるん

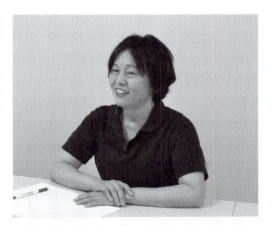

篠原 かおる　Shinohara Kaoru
訪問看護ステーション
訪問看護認定看護師

だ」とおっしゃっていましたが，病状が悪化してお腹が大きくなっていく中で不安が募っていったのと，家族のことも考えて，ギリギリのところで入院を選択しました．こちらも，Aさんが選んだのだからと思っていましたが，最後にどんでん返しで在宅に帰ってこられました．

たくさん話ができたので，Aさんが大切にしてきたものはつかみやすかったし，関係性は知らない間に築けていました．本当に具合が悪くなってから，本人にどうするかを聞くことは難しいので，ふだんの会話の中でもう少し今後のこともお話ができたらよかったと思います．

篠原 弱っている方に対して意思を確認することはすごく難しいと思います．でも，やはり聞かないとわからない．聞く勇気，聞く姿勢が大切だと思います．利用者さんに「聞いていいんだ」と，在宅に来て思うようになりました．聞かなかったこと，確認できなかったことのほうが後悔は多いです．利用者さんに確認すれば，その意向に在宅ケアスタッフは応える力をもっています．

中山 馬見塚さんは病院のソーシャルワーカーをされていたご経験もおもちです．病院だと，短い期間の中で患者さんの意思をつかまないといけませんが，工夫されていたことはありますか？

馬見塚 やはり，面接の中で本人が言いたいことを言える関係性を構築していかなければなりません．病院にいると，本人のペースでは物ごとが進まないので，言いたいことが言えないことがあります．また，家族と面談することが多かったです．本人が意見を言え，それが尊重され，安心感がある環境を周囲がつくっていく必要があります．ただ，病院の機能の中では，それが難しいこともあり，タイミングと場所と関わり方をみはからっていかなければならないと感じています．

中山 先ほど，堀口さんが老健に勤務されていたときに本人の意思がなかなか聞けなかったとおっしゃっていました．今，工夫されていることはありますか？

堀口 リハビリテーションは1時間近くマンツーマンで，利用者さんに接しながら密な時間を過ごすことが多く，本音を聞き出すチャンスがあるんです．医師の前だと緊張してうまくお話ができない患者さんが多いので「訪問診療のときに，こんな話が出たみたいだね」とうかがうと，「病院に行ったほうがいいって言われたのだけれど，本当は行きたくないのだよね」とお話しされたりします．それを先生にフィードバックして，次の訪問の際に聞いてもらうのです．ほかにも，何かができなくなってきたことにプライドが傷ついたり，落ち込んでいる方もいますから，そういうときも気持ちを聞き出すタイミングだと思っています．

中山 本音をキャッチする際には，どうされているのですか？

堀口 表情や声のトーン，脈や呼吸に顕著に出るので，察知しやすいです．話を聞いた後

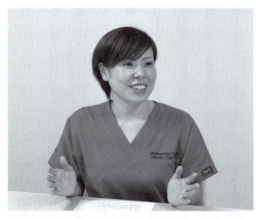

堀口 希美　Horiguchi Nozomi
診療所
理学療法士

は，数値がグンと下がったり，改善したりします．不安や慕っている気持ちが解放され，特に呼吸器疾患の利用者さんは顕著に出やすいと思います．

　自分も利用者さんに最期まで関わりたいと思いますが，終末期になると状態が悪くなっていくので，リハビリはその直前に中止になることが多く，ジレンマを感じています．苦しさや痛みのコントロールが必要な時期に，リラクゼーションや呼吸や吸引等で，いろいろなアプローチをしながら最期まで関われる存在になれたらよいと思います．

森　患者さんが何かモヤモヤした気持ちを抱えていると思ったときは，とりあえずリハビリを勧めます．回想法などをしながらいろいろ振り返ってもらい，なぜ歩きたいのか，なぜトイレまで行きたいのかを聞いてもらいます．その中で，家にいたいかどうかなども話してもらっていますね．

中山　看護師やセラピストは利用者さんの体に直接触れたりしながらコミュニケーションをとりますが，マネジメントをされている方々はどうでしょう．利用者さんの息づかいや感じ方，意思を尊重するなど，工夫はされていますか？

浦上　一人暮らしの人を支援している周りの人が揺れることもありますよね．別居している家族やヘルパーさん，私自身も，本当にこのケアでよいのかと揺れることがあります．そのようなときに，家族ともう一度話をしてみます．私はただ話を聞くだけで，家族にもう一度自分の言葉にして話してもらうと決意が固まることがあります．「聞いてもらってよかった」と言ってもらい，それが次の日を過ごす糧になってくれるのかなと思います．間接的にはそれくらいしかできません．

　本人は告知を受けているか受けていないかにかかわらず，自分のことは肌で感じている

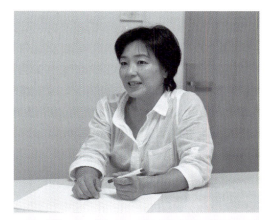

浦上 優子　Urakami Yuko
居宅介護支援事業所
主任介護支援専門員・社会福祉士・介護福祉士

と思うので，最期まで関わり始めた最初のときと同じ立ち位置で，具合がすごく悪そうでも，できるだけ平常な気持ちで接するようにしています．

森　浦上さんは，患者さんの奥さんというか，お母さんみたいな存在で動いてくださるので，心強さを感じています．

篠原　それは，ケアマネジャーとしての覚悟があるからできるのですよね．利用者さんにも覚悟が必要ですが，在宅ケアスタッフにも支える覚悟が必要です．

一人暮らしの人を支えるために「地域」に必要なこと

中山　今後，無縁でも一人暮らしでも，安心して在宅で最期まで看取れる環境をつくっていくために，この地域に必要とされている力やほしいサービスなど，皆さんはどのようにお考えでしょうか？

龍原　地域包括ケアシステムは，いろいろな職種が重なり合って構築されなければなりませんが，難しいのは自分の職種としての役割をどこまで伸ばして担うと，他職種の方々と

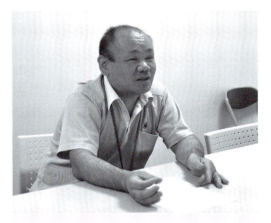

富田 明彦 Tomita Akihiko
地域包括支援センター
主任介護支援専門員・介護福祉士

上手に手がつなげるのかという点です．連携する相手によって，個人の力量や考え方が違います．どの人と組んでも円滑に1人の利用者さんを支えるための輪ができなければなりませんが，輪の中心にいる利用者さんの求めているかたちにするためにどのようにコミュニケーションをとっていくのか，自分はどこまで職種の枠を伸ばして上手な輪をつくるための一助となればよいのかが難しいと思いながら，連携をとっています．

いびつな輪になってしまったときには気づいたことを他職種にアピールしたり意見を聞いたりして，相手によって輪の伸ばし方が変わることをコントロールしながら，うまく輪をつくれるとよいなと思っています．やりすぎてしまうこともありますが，伸ばし方が足りないと輪に欠ける部分がでてきます．それによって生じた歪みの影響を一番受けるのが利用者さんです．輪が欠けないように，サービス提供時だけでなく，日頃から他職種とコミュニケーションをとっておくことが大切だと思っています．

堀口 例えば，理学療法士が関わっていない利用者さんでも，ケアマネジャーや地域包括支援センターの方，訪問看護師が「最近，歩くのが難しくなってきている」と思ったときに，「理学療法士に聞いてみよう」と気軽に聞ける存在であれば，何かあったときに連携がとりやすいのかなと思います．セラピストの立場からその利用者さんに役立つ情報提供ができるのは嬉しいですし，顔の見える連携の1つの形だと思います．「看護師に聞いてみよう」「ケアマネジャーに聞いてみよう」と気軽に頼れる関係性を他職種の方々ととれるようになったら，連携が円滑に進むのではないでしょうか．

富田「このケース，どうしたらいいの？手立てが見つからない」と困ったときに，他職種に「今，こんなことで困っている」と相談すると，思いもよらない意見をもらって発見が広がった経験があります．まずは利用者さん，家族がどうしていきたいか，何を望んでいるのかをしっかり理解して，それを実現するためにはどういったネットワークが必要かを検討し，それを家族にフィードバックすることで新たな希望がつくっていけます．また，もっと大きくとらえて，行政の方と話し合いをしていく中で地域で求められるサービスをつくりあげていけることを実感しています．ネットワークで意見交換を行い，政策体系について考え合っていく場もたくさんつくっていけたらよいと思います．

浦上 地域包括ケアのネットワークに関しては，龍原さんがおっしゃったように，利用者さんが一番なのです．なぜかこの業界にいると，ケアマネジャーが一番偉くなっていることが多く，ケアマネジャーに断らないと何もできないように思われていますが，それは違います．中心は利用者さんで，利用者さんの一番そばにいるのは家族．ヘルパーやデイサービスの職員は週に数回，中には毎日のように利用者さんに関わっておられます．ケア

マネジャーは，何もなければ月に1回訪問し，困ったときに電話をもらって訪問するだけで，私は一番下っ端だと思います．

　堀口さんがおっしゃった連携のことでは，例えば訪問リハビリが入っていて，デイケアでもリハビリを受けている利用者さんに何か問題があったときは，まずケアマネジャーに連絡が入り，訪問リハビリとデイケアが直接やりとりすることは少ないです．一つの輪の中にいるのですから，専門職同士で話したほうが在宅と施設のアプローチの違いもわかり，役割分担がスムーズにでき，利用者さんを多角的な目で見ることもできます．最近は，体調の変化がある利用者さんには，訪問リハビリの際にデイケアのリハビリ担当者に来てもらい一緒に話してもらったり，私が連絡を受けたときには直接話してもらうようにお願いしています．このようなネットワークが1人ひとりの利用者さんにできてくればよいし，多職種がつなぐ手が広がっていくと感じています．

馬見塚　8事例のカンファレンスを行って，一人暮らしの人の大変な事例でも，東大和で最期を迎えられていることに新鮮な驚きがありました．現場にいる私たちでさえ驚くのですから，病院の方や施設の方，他事業所の方々にはきっと情報が届いていないと感じます．このようなカンファレンスが常に街中のあちこちで開かれたり，市民にも加わってもらうと，困ったときに誰かの顔が浮かぶ関係性ができ，よいまとまりができるのではないかと感じました．

塚原　見守りについても，ネットーワークづくりができたらいいなと思っています．社会福祉協議会，市と提携している機関，民生委員や近隣の方など，いろいろな方々が見守り支援を行っていますが，横のつながりがありません．いろいろな方が気にかけているのに，「点」でしかないので，それぞれがつながって「網」になり，ネットワークを構築し，みんなで共通認識をもって見守りができたらよいです．

浦上　見守りぽっくすの活動は，突破口だと思います．私が担当している利用者さんで見守りぽっくすにつながっていた人が，困ったときに見守りぽっくすに連絡し，見守りぽっくすから私に連絡が入ったことがありました．困ったときに顔が浮かぶ存在をもっていることは，すごく大切なことで，サービスにつながらない方々のセーフティーネットとして，見守りぽっくすの存在は大きいですね．

小野原　東大和市内でも，在宅医療の広がりには差があります．亡くなられた利用者さんのお宅にグリーフケアにうかがうと「訪問看護をもっと早く頼めばよかった」と何度も聞き，そのたびに，もっともっと訪問看護や在宅医療のことを知らせなければと思います．市民の方々に，病院や施設のほかに，在宅という選択肢も，特別ではなく選択できるとアピールをしていかなければなりません．

　また，よい地域包括ケアシステムをつくっても，携わる人が少なければ，在宅療養を希

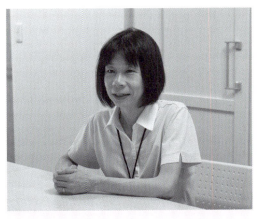

塚原 あづさ　Tsukahara Azusa
高齢者見守り相談窓口
主任介護支援専門員・介護福祉士

望している人全員に手が届かないかもしれないですよね．訪問看護の仲間を増やすために，在宅の楽しさを若い人たちにアピールしていきたいと感じています．

篠原　一人暮らしの方を自宅で看取るときに，今の東大和市に足りないのは夜間のサービスです．一人暮らしの方の依頼が入ったときには，最期が近づいてきたら訪問看護で夜のシフトを組んで対応しています．けれど，日常的に夜に訪問できるかというと，今は人材的に難しいです．昼の訪問だけでも手いっぱいで，人材のやりくりがつきません．訪問看護師もヘルパーも，不足していると感じます．病院や施設を選択するのは，24時間みてもらえる安心感があるのではないでしょうか．在宅でも緊急時は24時間いつでも対応していますが，定期的に訪問できるシステムは整っていません．これから先，在宅で一人暮らしの方の看取りの件数を増やすためには，訪問看護師とヘルパーの数を増やし，夜間も定期巡回ができる体制を整えることが重要だと思います．

中山　一人暮らしで無縁の方を多職種でどのように支えるかを考えると，篠原さんがおっしゃったように，24時間の暮らしを支えるマンパワーが，今の東大和市にはないことが残念です．ただ，私たちが今まで在宅で行ってきた看取りや療養のサポートを，施設や病院，市民にも伝えていけるように，街角コミュニティのような場所でお話しできるような機会をつくることによって，若い世代にも伝えていくことが大切ですね．

　一人暮らしの方の在宅療養を成し遂げる力は，やはりチーム力です．顔の見える関係づくりを行うことで，最初はいびつだったチームの力も大きな輪になり，ネットワークが広がるのではないかとご意見をいただきました．森先生，最後に座談会の総括をお願いいたします．

森　20年前は，一人暮らしの人を支えることにただただ精いっぱいでした．10年ほど前には，一人暮らしの人が孤立化していくメカニズムがあるのではないかと思っていました．でも，今，1人ひとりの事例をみていくと，家族が亡くなったり，巣立っていったりして1人になるケース，初めから一人暮らしのケース，老老介護をしていたものの片方が亡くなられて1人になったケース，親を看取った後に1人になったケース，そういった方々が1人ひとりいて，孤立化していたり，助けを求めない人たちもいます．

　そういった事例に私たちがどのように関われたかというと，やはり入院が1つのきっかけになることが多く，病院とのコンタクトは重要です．ケアマネジャーや見守りぼっくすの方々が利用者さんや担当している市民が入院したときに一度見に行って，訪問看護が必要だから入れようなどとされたことで，私たちが関われたと思われる事例がほとんどだったように思います．ケアマネジャーや見守りぼっくすの方々には，入院やギアチェンジのタイミングを見計らって，私たちに助けを求めてもらえればよいのかなと思いました．優秀なケアマネジャーがこの町にどんどん育っているので，もっと相談してほしいです．

　多職種のネットワークを築いて連携をはかりながら，行政への提言も行って，よいまちづくりにつなげていけたらと思います．最近では，多職種の方々も以前のように福祉は行政と戦って勝ちとるものではなく，行政とともに勝ちとるものだという意識をもつようになってきています．そういった方向で，読者の皆さんにも本書を活用していただきたいですね．

中山　皆さま，本日は，ありがとうございました．

付録

1
火災・事故予防チェックリスト

2
悪質商法や詐欺，
家庭内のトラブル対策
チェックリスト

1 火災・事故予防チェックリスト

一人暮らしの人の火災や転倒，窒息・誤飲，入浴中の事故を予防するためのチェックポイントを紹介します．

A. 火災の予防

　自治体などで実施されている火災予防のための取り組みを確認しましょう．例えば，東京都では「火災安全システム」(火災警報器，自動消火装置，ガス安全システム，電磁[IH]調理器，家庭内で火災が発生したときに東京消防庁への自動通報ができる機器等が給付または貸与される)を実施している自治体もあります．

1) たばこ

　深夜から朝方にかけて，多くの高齢者が「就寝中」に，また「たばこ」による火災で死亡している実態があります[1]．可能な限り，禁煙を勧めたいものです．

チェックポイント

- ☐ 就寝前に吸殻を確認する．
- ☐ 吸殻は水につける．
- ☐ ゴミ箱などに吸殻を入れない．

【喫煙者かどうかを判断するポイント】

- ☐ 玄関入室時にたばこの臭いがするか．
- ☐ 衣類にたばこの臭いが付着していないか．
- ☐ 壁が黄ばんでいるか．
- ☐ 畳や絨毯に黒いこげ跡がないか．
- ☐ 爪が茶色に変色していないか．

2) 暖房器具

　高齢者は，暖房器具を不適切に使用している場合が多く，出火の原因となっています[1]．

チェックポイント

- ☐ 就寝時に暖房器具を使用しない．
- ☐ 洗濯物をストーブの上に干さない．
- ☐ ハロゲンヒーターの上に衣服を置かない．
- ☐ 可燃物を近くに置かない．
- ☐ 配線コードを家具などで挟まない．

- [ ] 火を消してから給油する．
- [ ] 給油キャップを閉め忘れない．

3) 台所

　高齢者は調理器具を使用したまま放置したり，忘れたりすることがあります．また，使用方法を誤ったり，衣類の袖など可燃物を火に近づけることもあり，注意が必要です[1]．

｜チェックポイント ✔

- [ ] 火をつけたまま絶対にその場を離れない．
- [ ] 布巾や紙くずなど，可燃物を火元の近くに置かない．
- [ ] 口や体を火元に近づけすぎない．
- [ ] エプロンなどを防炎製品にする．
- [ ] エアゾール式簡易消火具を用意する．
- [ ] ガスコンロを電磁 (IH) 調理器にする．
- [ ] 自動停止機能など安全装置付のガスコンロにする．

4) 在宅酸素療法[2]

　酸素は燃焼を助ける性質が強いため，在宅酸素療法で酸素を吸入する際に，周囲に火気があったり，喫煙をしたりしていると火災が発生する可能性があります．まずは，取り扱い業者の説明を本人だけではなく家族も聞き，熟知したいところです．

｜チェックポイント ✔

- [ ] 酸素濃縮装置，液化酸素および酸素ボンベの使用中は，周囲2m以内に火気を置かない．
- [ ] 高熱の熱源や裸火（ストーブ，ガスコンロ，タバコ，ライター，マッチ，線香の火，仏壇のろうそくなど）を使うことは厳禁！
- [ ] 酸素濃縮装置等を使用中は，絶対に喫煙をしない．
- [ ] 外した使用中のカニューラや延長チューブの周囲2m以内に火気を置かない．
- [ ] 周りの人も禁煙を守り，火気に注意する．
- [ ] 調理は，電磁 (IH) 調理器を活用する．
- [ ] 消火器を近くに備える．

5) その他

　高齢者は環境整備への認識力，意識が低下しがちです．また，住居内の防炎製品を適切に使用していない場合があります．

チェックポイント ✓

☐ 住宅用火災警報器を適切に設置する．
☐ 防炎製品（防炎カーテンなど）を使用する．
☐ 仏壇のろうそくや線香の近くに可燃物を置かない．
☐ 電池式ろうそくや電池式線香を提案する．
☐ 避難困難者は住宅用スプリンクラーを設置する．
☐ コンセントにたまった埃を掃除する．
☐ 緊急通報システムの設置を提案する．
☐ 「避難準備・高齢者等避難開始」（以前の避難準備勧告）で，どうするのかを決めておく．
☐ 非常口，避難経路を確認する．

B. 事故の予防

1）転倒の予防

　高齢者は階段やちょっとした段差，置いてある物などにつまずくなど，さまざまな場所に転倒や転落の危険が潜んでいます．繰り返す転倒では，必ず脳神経内科外来や理学療法士に介入してもらいたいものです．

　歩き方やトランスファー，体重移動が不正確である可能性がある場合には，理学療法士の介入が必要です．

　めまいなどの症状がある場合には耳鼻咽喉科，脳神経内科を受診しましょう．

チェックポイント ✓

☐ 家具類，布団，電気コード，敷居などでできた段差はないか．
☐ 滑りやすい床，暗い廊下はないか．
☐ 滑りやすい履物（スリッパや靴下など）を履いていないか．
☐ 手すりの不備や不足はないか．
☐ はしごや踏み台の使用，階段，ベッドの使用など，日常生活動作（ADL）に適した生活様式であるか．
☐ ベッドを畳の上に置いていないか（畳の目に沿った状態で立ち上がると滑りやすい）．
☐ 薬を指示以上に過剰摂取していないか（睡眠薬など）．

2）窒息・誤飲の予防

　高齢者は，噛む力や飲み込む力の低下により，一見危険がないように思える食品等にも事故の危険性が潜んでおり，注意が必要です．視力，判断力の低下により食品が安全でなくなる場合もあります．

▎チェックポイント ✓

- ☐ 窒息事例の多い「餅」「パン」「こんにゃくゼリー」「あめ」「油揚げ」を見守りなく食べていないか.
- ☐ 繊維が強いなど,咀嚼しにくいもの(トウモロコシ,青菜類)を見守りなく食べていないか.
- ☐ 厚みがないなど,粘膜にくっつきやすいもの(のり,ワカメ,レタス)を見守りなく食べていないか.
- ☐ 加熱してもやわらかくなりにくいもの(イカ,タコ,キノコ類)を見守りなく食べていないか.
- ☐ 冷蔵庫に消費期限切れなどの傷んだ食べ物が残っていないか.
- ☐ 冷蔵庫の中身をチェックする家族またはヘルパー,訪問看護師がいるか.
- ☐ 誤嚥の可能性がある場合には,嚥下造影検査(VF)や嚥下内視鏡(VE)を口腔外科外来で受けることや言語聴覚士(ST)に介入してもらう.

3)入浴中の事故の予防

家庭の浴槽での溺死者数は10年間で約7割増加し,2014年に4,866人となっています.そのうち高齢者(65歳以上)が約9割を占めており,特に注意が必要です[3].ヒートショックについても知っておくことをお勧めします.

▎チェックポイント ✓ [3]

- ☐ 体調が悪いときは入浴しない.
- ☐ アルコールが抜けるまで,また,食後すぐの入浴は控える.
- ☐ 入浴前に脱衣所や浴室を暖める.
- ☐ 湯船に手すりを設置する.
- ☐ 浴槽の底に滑り止めマットを敷く.
- ☐ 脱衣所に安全な椅子を用意し,腰かけて着替える.
- ☐ 着脱しやすい衣類(前開きのものなど)を選択する.
- ☐ 湯温は41度以下,湯につかる時間は10分までを目安にする.
- ☐ 家族またはヘルパーなどが見守る.
- ☐ 浴槽から急に立ち上がらないようにする.

(社会医療法人財団大和会在宅サポートセンター)

参考文献

1) 東京消防庁防災部生活安全課:平成22年版 火災と日常生活事故のデータからみる 高齢者の実態(平成21年中),p.6-21,東京消防庁,2010.
2) 厚生労働省:在宅酸素療法における火気の取扱いについて.https://www.mhlw.go.jp/stf/houdou/2r98520000003m15_1.html (2018年11月30日閲覧)
3) 消費者庁:冬場に多発する高齢者の入浴中の事故に御注意ください!.http://www.caa.go.jp/policies/policy/consumer_safety/release/pdf/160120kouhyou_2.pdf (2018年11月30日閲覧)

2 悪質商法や詐欺，家庭内のトラブル対策チェックリスト

一人暮らしの高齢者は日中に見守る人がいないため，悪質商法や詐欺等の消費者トラブルに巻き込まれる可能性があります．また，家族がいる人も別居であるため，在宅ケアスタッフは訪問時に顔を合わせる機会がなく，家族内で問題が起こっていても，気づくのが遅れる場合もあり，注意して見守ることが必要です．消費者トラブル等を発見するためのチェックリストと解説をまとめました．

チェックポイント

☐ 訪問時に，玄関先や家に上がり込んでいる業者を見かける．
  （→訪問販売，点検商法，保険契約）
☐ 訪問するたびに，浄水器や健康器具，布団，つぼなどが増えている．
  （→訪問販売，霊感・霊視商法）
☐ お金に困っている様子がみられる．
  （→訪問販売，保険契約，利殖商法，なりすまし詐欺，架空請求）
☐ 日用品が格安で買える，無料でもらえると毎日出かけている．
  （→催眠［SF］商法）
☐ 家を次々にリフォームしている．
  （→点検商法）
☐ 自分の描いた絵や，文章，俳句等が本や新聞に掲載されると言っている．
  （→ほめあげ商法）
☐ 電話がかかってくることが増え，困っている様子がある．
  （→訪問販売，点検商法，霊感・霊視商法）
☐ 請求書や督促状が机に置いてあるのを見かける．
  （→訪問販売，利殖商法，架空請求，多重債務）
☐ 注文していない品物が届いたと困っている様子がある．
  （→送りつけ商法［ネガティブオプション］）
☐ 日常生活に必要な家電製品や家具がなくなっている．
  （→不用品回収業者のトラブル）
☐ 「最近，子どもたちの仲が悪くなった」「自分の死後，財産をどうしたらいいのかわからない」と言っている．
  （→相続トラブル）

解 説

訪問販売：家に上がり込み，浄水器や健康器具，消火器，布団等を売りつける．いったん家に入れてしまうとなかなか帰らず，断れなくて契約してしまうことがある．一人暮らしの高齢者に親切にしたり，話し相手になったりして，寂しさにつけこんで油断させ，高額な商品を購入させることもある．一度契約すると次々に商品の購入を勧められる「次々販売」に発展するケースもある．

点検商法：突然訪問してきた業者が「無料点検サービス」と言い，住宅の設備や寝具，水道水を点検して「壊れているところがある」「布団がダニで汚染されている」「水道水が汚れている」からと，住宅リフォームや布団・浄水器の購入を勧められる商法．

保険契約：保険会社に勧められるままに不利な条件の生命保険等の契約をしている場合がある．

霊感・霊視商法：「運勢が悪い」「家相が悪い」などと言い，高価なつぼや天然石のブレスレット，印鑑などの購入を勧められる商法．

利殖商法：「絶対に儲かる」などと言い，未公開株や投資商品などの購入を勧められる商法．配当がなく，元本も戻らない等のトラブルが起こっている．

なりすまし詐欺：子どもや孫などをよそおって電話をかけ，「会社のお金を使い込んだのでお金を振り込んでほしい」「事故を起こしてしまい，示談にするためにお金が必要だ」などと言い，銀行等でお金を振り込ませる詐欺．行政の職員や銀行員をよそおって電話や郵便物等で振り込みを要求したり，暗証番号を聞き出してキャッシュカードを預かり，預貯金を引き出したりすることもある．

架空請求：実際には利用していないサービス等の利用料を請求する．行政機関などをかたって料金が未払いなので差し押さえをする等の内容の郵便物が届くこともある．

催眠（SF）商法：会場に集まった人に日用品などを無料配布し，盛り上がったところで高額の商品を購入させる商法．

ほめあげ商法：絵や俳句，短歌をほめ，本や画集，新聞などへの掲載，国内外のギャラリーでの展示等を勧誘する商法．お金を振り込んだものの，掲載予定の新聞等が発行されない，ギャラリーが実際には存在しなかったというケースもある．

多重債務：消費者金融やクレジットカード会社など，多数の金融業者から借金をし，返済が困難になっていること．連帯保証人となって借金をおった場合や，借金を返すために別の会社から借り入れ，繰り返してしまうこともある．

送りつけ商法（ネガティブオプション）：注文していない商品が届き，代金引換などで代金を請求される．

不用品回収業者のトラブル：「不用な物を無料で回収します」と電話や訪問があり，着物や貴金属などを安く買いたたかれたり，必要な物まで持っていってしまったりする．また，無料と言われていたのに料金を請求されたり，見積もりより高額な料金を請求されたりするトラブルも起こっている．

消費生活トラブルへの対応

- 地域包括支援センターの職員や在宅ケアスタッフの名刺を部屋の目立つところにできるだけたくさん貼っておく（公的な関係者が家にたくさん出入りしていることをアピール）．
- 代金を支払ってしまった後では，取り戻すことが難しい．利用者が困っている様子，普段と違う様子がみられたら，声かけをする．
- トラブルが起こってしまった際には，国民生活センター，区市町村の消費生活の専門相談担当窓口等に相談する．

相続トラブル：親族間で遺産相続問題のトラブルになり，訴訟に発展することがある．複数の親族が「主介護者だった」と主張することもあり，医療・介護・福祉サービス事業所が記録の写しなどを求められることもある．

（社会医療法人財団大和会在宅サポートセンター）

参考文献

1) 東京都消費生活総合センター活動推進課：高齢者見守りハンドブック〜高齢者の消費生活トラブル早期発見のために〜．p.35-36，東京都消費生活総合センター活動推進課，2018．
2) 東京都消費生活総合センター：高齢者の消費生活トラブル〜早期発見のために〜．東京都消費生活総合センター活動推進課，2010．
3) 東京都生活文化局消費生活部企画調整課：高齢者の消費者被害防止リーフレット．東京都，2010．
4) 長野県企画部消費生活室：高齢者あんしんハンドブック．長野県，2010．
5) 長野県企画部消費生活室：高齢者見守りハンドブック 悪質商法版．長野県，2010．
6) 国民生活センター：廃品回収業者とのトラブルに注意！．
http://www.kokusen.go.jp/news/data/sn-20071220.html（2018年11月30日閲覧）

― おわりに ―

　一人暮らしでも，覚悟があれば（リスクを承知した上で），最期まで家にいることは可能である．家族がみてくれなくても可能な場合も多い．ただし，家族がいる場合には「家族の理解」は必須となる．無縁であれば，その必要はなく，本人の思いに添った対応だけが求められる．人間関係も親戚関係も複雑な上に，1人ひとり違う．私たちへ求められるケアもまた，1人ひとり違うのは当然なのかもしれない．

　昔と違って，誰とも口をきかず，1人で生活することが可能な社会になった．お金さえあれば，必要なものはお店で，インターネットで入手できる．もちろん，一人暮らしとはいっても，自給自足で生きている方は私たちの周囲にはおられず，多くの人との関わりの中で高齢者の独居生活が成り立っている．介護保険の始まる前，20世紀の末，一人暮らしの女性が足首を痛め，困ってしまい，往診の依頼があった．足首の痛みのほかはお元気で，食事や見守りなどをどうしようかと思い悩んでいた．配食サービスもない時代の話である．右隣の方が来られて，「何かあったら，私が連絡するから，大丈夫」と言ってくださり，向かいの家の方が，「食事は，私が用意してあげるから大丈夫よ」と言ってくださった．それを聞いた左隣の方から，「先生，ちょうどよかった，うちのおじいさんも診てくださいよ」と依頼を受け，「それじゃ，うちも」となり，続けて数軒の往診をしたことも，今では懐かしい思い出である．郵便局に行けないので，診療所と訪問看護ステーションへの支払いができずに困っている方のために，郵便局にお手紙を書き，郵便局員が自宅を訪問してお金を引き出せた事例があったことを2章3に紹介した．今でもそのようなサービスはあるのだろうか？　介護保険が始まる前，一部の地域では「互助」があり，「見守り」があった．一人暮らしの方を地域が支えていた．もちろん，ほとんどの方は，そのような「互助の網」から漏れ，多大な困難を抱えていたので，介護保険は多くの人の助けになった．この仕組みは有効ではあっても不十分で，今日，地域包括ケアシステムの構築が各地で試されている．本書は，東京都東大和市とその周辺での実践の経験と報告ではあるが，各地での活動にも参考になると思う．

　「我思う，ゆえに我あり」というデカルトの言葉は有名だが，1つの「個人」の思考から自分をとらえるよりも，私たちは人間関係の中に「自分」を見いだしている．私たちはさまざまな人間関係に巻き込まれることによって癒され，ときには傷つき，成長する存在である．在宅医療やケアの場でも，私たち医療者が「癒し」の空間を創出できることがある．その空間では，私たちはケアの定義を「ケアする人が，ケアされる人を苦境から引き上げてあげること」ではないと感じており，そこには互いの魂の共鳴が必須であると思っている[1]．ねぎらうこと，感謝すること，自分で自分をケアできるようになることを含め，互いに互いをエンパワーメント（力づけることが）できる関係の構築が私たちの在宅医療である．互いの存在に深く共鳴し，理解しようと努力する．本書を読まれた読者も感じていただけたことと思うが，私たち

は，そのような理想郷をまだ創り上げたとは思っていないが，そこに近づく努力はできたと思っている．

「人はパンのみによって生くるにあらず」とはいうが，食事をとれなくなると，老衰のような状態になり，亡くなられる．しかし，周囲がその方のパン以外の物語をいただくことができると，その方は生き続けているかのように感じることができる．愛は命にまさるとは聖書の言葉（詩篇63編3節[*1]）であるが，1人ひとりの思いに添った働きかけにご尽力いただいた，種々の職域にわたる多くの方々から，またご家族・ご近所の方々から，いろいろなことを教えていただいた．この場を借りて，深謝したい．患者さんを含めて，そこにいるあなたに，あなたの居場所（自宅）で寄り添えた（共にいる）ことだけが，わたしたちの価値のあるプロフェッショナルケアだったと思う．最後になるが，復習の意味も込めて，本書の獲得目標でもある独居高齢者をケアする者のプロフェッショナリズム10ヵ条をまとめてみた．参考にしていただければ幸いである．

独居高齢者をケアする者のプロフェッショナリズム10ヵ条

1 本人の意思を大切にできる（周囲のスタッフにアドバンス・ケア・プランニングを説明できる）
2 家族の理解と希望を確認し，サポートすることができる
3 24時間対応の訪問看護の確保と維持の大切さを理解している
4 在宅医療体制の確立と確保（訪問診療とその医師を支える仕組みづくり）の必要性を説明できる
5 キーパーソンの有無を確認し，関わるすべての人たちへの対応とケアの必要性を理解できる．必要な関係者（司法書士／社会福祉士など）との連携の必要性を判断できる
6 市役所の理解を得ることの意義を説明できる
7 担当ケアマネジャーを支え，協力することの必要性を理解している
8 ボランティア・近所の方々の関わり合いと，地域力の確認ができるように努力できる
9 虐待の予防と地域包括支援センターとの協力ができる
10 関係する病院スタッフや主治医との連携ができる

また，一人暮らしや無縁の方への医療やケアの方法が話題になる中，しばしば気づかされることに，家族であっても利害関係は対立しているという現実がある．もっとも親しい親子であっても，愛し合っている夫婦であっても，体力にも経済力にも許容力にも限界があり，本人の希望をかなえないように努力せざるを得ないこともある．キーパーソンと本人とが，同じ方向を向くためには，当事者と周囲の努力と妥協といくつかのプロセスが必要である．むしろ，無縁の方であったので，本人の希望どおりに最期の生活を支えることができたこともある．育児は育自といいきかせてきた人格者であっても，親や遠い親戚のケアは簡単ではない．ただ，人類のみが老いた親を介護するのであれば，これも人間らしい営みと覚えるべきであろう．

[*1] Because your love is better than life, my lips will glorify you. Psalm 63 : 3 (NIV)

一人暮らしの方の事例検討会を振り返って思わされることは，孤独に耐えている姿ではなく，積極的に自分らしく生きるたくましさであることが多い．本人も周囲も，まわりからみればリスク（危険）と思われることも承知されている．どの組織にもリスクマネジメントという概念があるが，最近はリスクアペタイト（risk appetite）という概念もあり，より積極的にリスクを受け入れることにより，組織を前進させるとらえ方もあると聞いている．彼らは，時代の先端を行っているのかもしれない．

　委ねること，これもまた大切なことかもしれない．見守りに来てくれる家族や在宅ケアスタッフたちに，ケアをしてもらい，身体を委ねること．意思決定が困難になったとき，体調に変化があったときに，自分の意思を理解してくれる「周囲」に今後のことを委ねることも必要になる．「周囲」もすべてを想定内として受け入れることはできないので，多くの場面で，主治医やケアマネジャーが天を仰ぐような状況になることもある．運を天に任せることは古来より行われており，目新しいことではないのだが，マニュアルの中に盛り込むことには困難がある．しかし，その状況は想定内であり，私たちの心構えでもある．

「あなたがたの思い煩いを，いっさい神にゆだねなさい．神があなたがたのことを心配してくださるからです．」（ペテロの手紙第一 5章7節[2]）

　カンファレンスのまとめやコラムの調整などに，中山美由紀さん（訪問看護認定看護師），馬見塚統子さん（社会福祉士）をはじめ，社会医療法人財団大和会在宅サポートセンターの皆さんには多大な協力をいただいた．また，行政の方など，名前をあげていない多くの医療介護福祉関係者にもご尽力いただいた．さらに，本書の出版にあたっては，紙面づくりの専門家たちの労が多であったことも明記しておきたい．カンファレンスにも参加され，われわれの細かい議論も理解してくださった高柳ユミ様，佃和雅子様はじめ南山堂の方々には重ねて深謝させていただきたい．
　末尾となるが，読者の皆さまもまた，その魂が本書によって慰められ，活性化されることを心から願っている．日本在宅医療連合学会などの研究・研鑽の場（会場）でお会いできることにも期待している．

2019年3月

森　　清

参考文献

1) 森村修：ケアの倫理，大修館書店，2000.
2) 聖書　新改訳© 1970, 1978, 2003 新日本聖書刊行会

MEMO

MEMO

MEMO

編者紹介

森　清

1987年，北海道大学医学部卒業．沖縄県立中部病院臨床研修医時代に家庭医療を学ぶ．北海道大学医学部大学院後期課程修了（医学博士）．旭川厚生病院内科，ハーバード大学医学部ダナ・ファーバーがん研究所フェロー，順天堂大学医学部血液内科などを経て，2007年に社会医療法人財団大和会に入職．現在は在宅サポートセンター長として在宅療養支援診療所，訪問看護ステーション，ヘルパーステーション，地域包括支援センター，居宅介護支援事業所，福祉用具貸与事業，訪問リハビリテーション，高齢者見守り相談窓口設置事業などを運営している．日本在宅医学会在宅医療専門医，日本血液学会血液学専門医，日本緩和医療学会暫定指導医．著書に『のこされた者として生きる―在宅医療，グリーフケアからの気付き』（いのちのことば社），『自分らしい最期を生きる―セルフ・スピリチュアルケア入門』（教文館）など．

カンファレンスで学ぶ
多職種で支える　一人暮らしの在宅ケア

2019年5月1日　1版1刷　　　　　　　　　　©2019

編　者
　森　清
　もり　きよし

発行者
株式会社 南山堂　代表者 鈴木幹太
〒113-0034　東京都文京区湯島4-1-11
TEL 代表 03-5689-7850　www.nanzando.com

ISBN 978-4-525-44231-6　　定価（本体2,000円＋税）

JCOPY ＜出版者著作権管理機構 委託出版物＞
複製を行う場合はそのつど事前に（一社）出版者著作権管理機構（電話03-5244-5088，FAX 03-5244-5089, e-mail: info@jcopy.or.jp）の許諾を得るようお願いいたします．

本書の内容を無断で複製することは，著作権法上での例外を除き禁じられています．また，代行業者等の第三者に依頼してスキャニング，デジタルデータ化を行うことは認められておりません．